Mamboleo Daniel Moseti
Benard Mwori Sorre

Desafios de saúde pública nas instituições de acolhimento de crianças

Mamboleo Daniel Moseti
Benard Mwori Sorre

Desafios de saúde pública nas instituições de acolhimento de crianças

Experiências do Condado de Uasin Gishu, Quénia

ScienciaScripts

Cover image: www.ingimage.com

This book is a translation from the original published under ISBN 978-3-659-86622-7.

Publisher:
Sciencia Scripts
is a trademark of
Dodo Books Indian Ocean Ltd. and OmniScriptum S.R.L publishing group

120 High Road, East Finchley, London, N2 9ED, United Kingdom
Str. Armeneasca 28/1, office 1, Chisinau MD-2012, Republic of Moldova, Europe
Managing Directors: Ieva Konstantinova, Victoria Ursu
info@omniscriptum.com

Printed at: see last page
ISBN: 978-620-8-55562-7

ÍNDICE DE CONTEÚDOS

DEDICAÇÃO

Este livro é dedicado a todos os órfãos e crianças vulneráveis em instituições de acolhimento de crianças no Quénia

RESUMO

O acolhimento de órfãos e crianças vulneráveis (COV) em instituições de acolhimento de crianças é um método de acolhimento que tem sido praticado há muito tempo em todo o mundo. Estas instituições são geridas pelo Estado, por organizações de caridade ou por particulares. Algumas destas instituições cuidam de crianças em más condições ambientais e de saúde. Este livro é o resultado de um estudo realizado pelos autores com o objetivo principal de compreender os factores de saúde ambiental que afectam as crianças órfãs e vulneráveis em instituições de acolhimento de crianças no condado de Uasin Gishu. A população-alvo era constituída por 427 crianças com mais de seis anos de idade que vivem em instituições de acolhimento de crianças. 202 delas participaram como inquiridas e 50 foram envolvidas em entrevistas qualitativas. As crianças das instituições de acolhimento do condado de Uasin Gishu estavam limpas, sendo que o grau de limpeza aumentava com a idade. O estudo concluiu que 86,7% das doenças diarreicas ocorreram em instituições que utilizavam água da chuva e poços não protegidos. 64,4% das crianças das instituições de acolhimento utilizavam sabão para lavar as mãos depois de irem à casa de banho. O estudo revelou que 55,5% dos rapazes das instituições de acolhimento de crianças tinham infecções cutâneas, em comparação com 14,3% das raparigas. Metade das crianças do sexo masculino50,5% nas instituições de acolhimento tinham contraído infecções de malária, em comparação com 19,3% nas raparigas. Apenas uma instituição de acolhimento de crianças no condado de Uasin Gishu tinha uma porta de saída de emergência, sendo que 70% das instituições utilizavam janelas como portas de saída de emergência improvisadas e 20% das instituições de acolhimento de crianças não tinham qualquer porta de saída de emergência. Em geral, embora as crianças nas instituições de acolhimento estivessem limpas, muitas instituições de acolhimento registaram doenças ambientais e sanitárias. A maioria (90%) das instituições de acolhimento de crianças no condado de Uasin Gishu não possui portas de saída de emergência.

CAPÍTULO 1

INTRODUÇÃO

1.0 Panorama das instituições de acolhimento de crianças

A Organização Mundial de Saúde (2001) define a saúde ambiental como os resultados em matéria de saúde que podem resultar de factores de risco ambientais; trata-se de factores de natureza física, social ou biológica. Estes factores podem ser externos ou internos aos seres humanos e podem causar ou ter impacto nas alterações comportamentais da saúde de um indivíduo.

Estudos demonstraram que as crianças são as pessoas mais vulneráveis se o seu ambiente não for bem cuidado. As três principais causas de morte de crianças com menos de cinco anos nos países em desenvolvimento são a diarreia, que é causada por um abastecimento de água deficiente, um saneamento básico deficiente e falta de higiene. As infecções respiratórias agudas nas instituições de acolhimento de crianças podem dever-se à poluição do ar interior, enquanto a malária é causada por uma gestão ambiental inadequada e pelo controlo dos vectores (Saghir, 2009).

Só na Índia, cerca de 400 000 crianças com menos de cinco anos morrem de doenças diarreicas e um milhão de pessoas morrem de malária nos países da África Subsariana devido a más condições ambientais. As infecções do trato respiratório, a diarreia e a malária são responsáveis por mais de 20% de todas as mortes nos países em desenvolvimento (Banco Mundial, 2011).

As crianças que foram acolhidas em instituições de acolhimento também não são poupadas aos problemas ambientais. Do ponto de vista jurídico, por oposição à perspetiva sociológica, um órfão é uma criança que necessita de cuidados "aos olhos da lei". Nesta base, qualquer criança sem um tutor/custódio legal é, por definição, vulnerável em todos os aspectos, incluindo as doenças (Debbie, *et al.* 2003).

O ambiente está sempre ligado à saúde humana. A teoria dos germes revolucionou tanto a medicina como a nossa visão do saneamento ambiental. Não é surpreendente que as regiões globais com saneamento deficiente tenham taxas mais elevadas de doenças infecciosas. No entanto, ser demasiado limpo também pode ter efeitos adversos na saúde humana; tratar mal o ambiente também pode ser recíproco para os seres humanos, promovendo o aparecimento de novas doenças. Existem ainda outras formas de danos, como a poluição e os danos atmosféricos, que também podem ter consequências nefastas para a saúde humana e que também devem ser tidas em conta (Charette, 2010).

As relações entre os ambientes onde os indivíduos permanecem coexistem de facto. Um indivíduo adaptar-se-á a viver num ambiente em que se sinta confortável e seguro, caso contrário, afastar-se-á ou torná-lo-á habitável. A teoria dos sistemas sociais é um conceito central na ecologia humana, porque as actividades humanas têm impacto nos ecossistemas, pelo que o homem influencia fortemente o ambiente em que vive. O ambiente é determinado pela forma como é tratado pelos seus habitantes, uma vez que qualquer interferência num ecossistema pode levar à sua inabitação. O homem pode alterar um ambiente para que este seja habitável por sua própria escolha (Marten, 2001).

Viver num ambiente sujo ou imundo com água estagnada ou beber água de fontes de água não protegidas ou não tratadas não é saudável (Yassiet *al.*, 2001). O ambiente social onde a criança é cuidada pode afetar o seu crescimento. A rotação frequente dos prestadores de cuidados por turnos, o aumento da taxa de rotatividade numa instituição de acolhimento de crianças ou a utilização de um sistema de dormitórios em que há uma troca frequente de prestadores de cuidados podem causar muita confusão às crianças pequenas que, por natureza, precisam de uma associação e amor constantes (Rebbeka, 2009).

Os métodos utilizados para cuidar de órfãos e crianças vulneráveis, para além de serem tratados numa instituição de cuidados infantis, variam muito consoante a cultura, a raça, a tribo ou a idade da pessoa que cuida. Nas tradições africanas, cuidar de crianças cujos pais morreram é da responsabilidade dos membros imediatos da comunidade, em particular dos familiares ou parentes próximos em luto. Nas sociedades africanas, a maioria dos avós e das famílias chefiadas por crianças está na ordem do dia (Ntozi, *et al,* 1995).

Os órfãos tiveram sempre um mau desempenho em termos de saúde em comparação com os não órfãos; o facto de serem cuidados por um familiar próximo ou numa instituição de acolhimento de crianças depende do tipo de ambiente em que são cuidados. Algumas crianças podem ter um rácio altura/peso mais baixo, o que pode ser atribuído às condições ambientais em que foram colocadas em lares de acolhimento (Zimmerman, 2005).

Um estudo efectuado sobre a gestão da saúde ambiental em instituições de acolhimento de crianças na África Subsariana concluiu que um certo número de factores nas instituições de acolhimento de crianças influenciava a saúde das crianças. Algumas destas condições são a inacessibilidade de água canalizada e instalações sanitárias deficientes. A falta destas instalações pode conduzir a doenças transmissíveis (Muruka, 2001).

A assistência aos órfãos e às crianças oprimidas existe desde tempos imemoriais, como se afirma nos Salmos. "Tu és o auxílio dos órfãos. Senhor, tu ouviste o desejo dos humildes; prepararás o seu coração; farás ouvir os seus ouvidos, para fazer justiça aos órfãos e aos oprimidos, para que o homem da terra não os oprima mais." (Salmos 10:14, 17-18).

Em meados do século XIV, as ordens religiosas, as confrarias e os municípios criaram orfanatos e hospitais para órfãos em toda a Europa, em resposta aos órfãos das mortes causadas pela peste e à pobreza da época em que tinham recebido o patrocínio real e a supervisão do governo. Em 1366, a confraria persa fundou o primeiro orfanato, o *"Hôpital du Saint- Esprit-en Grève"*, em Itália, e mais tarde o Innocenti florentino, em 1444. Estas foram algumas das primeiras instituições de acolhimento de crianças criadas na Europa (Foundling Hospitals, 2011).

A industrialização, a urbanização e a imigração para a América contribuíram grandemente para a proliferação de instituições de acolhimento de crianças no continente. Durante os tempos pré-industriais das Américas, os órfãos trabalhavam gratuitamente em famílias de acolhimento em troca de cuidados, mas no século XIX, com o aumento de imigrantes em dificuldades, este contrato de trabalho gratuito em troca de cuidados não era suficiente para resolver o problema dos órfãos e das crianças sem abrigo (Borg, 2013).

Durante o século XIX, nos EUA, os trabalhadores assalariados da época passaram por períodos de desemprego, alguns deles sucumbiram a doenças e acidentes, criando um grande grupo de crianças sem pais ou, se os tinham, não estavam em condições de cuidar efetivamente dos seus filhos devido à pobreza. Com o passar do tempo, os imigrantes católicos receavam a influência das famílias protestantes sobre os cuidados a prestar aos seus filhos por parte dos encarregados de educação protestantes, o que levou cada denominação a criar as suas próprias instituições para cuidar dos filhos deixados para trás pelos seus seguidores (Steinshouer, 2011). Este fator continua a existir até hoje e é um dos factores que levou à duplicação dos mesmos projectos por diferentes denominações nas mesmas áreas.

Na Grã-Bretanha, no século XIX, um líder religioso, George Muller, fundou orfanatos em Bristol, Inglaterra. As crianças de que cuidava eram as que vagueavam pelas ruas sem cuidados, sem alimentação, muitas vezes doentes, e que tinham praticamente a morte garantida numa idade jovem - algumas destas crianças tinham os pais mortos de malária e febre tifoide (Bob, 2010).

Muller fundou o seu primeiro orfanato em 1836 com 36 raparigas e mais tarde aventurou-se a cuidar de crianças. Dirigiu o seu orfanato com base em princípios cristãos, sem ter em conta qualquer denominação religiosa. Uma vez que as primeiras instituições foram fundadas num contexto cristão, a perceção que criaram foi a de que qualquer instituição de acolhimento de crianças que viesse a ser criada teria de ser de origem cristã, mesmo nos dias de hoje (Bob, 2010).

Na Roménia, os orfanatos foram construídos como um meio de cuidar de seres humanos criados intencionalmente por Nicole Caeusesecaus, o então Presidente da Roménia, de modo a reforçar o seu método comunista de governação. Nicole tentou aumentar a sua população, ordenando às mulheres com menos de 45 anos de idade que tivessem cinco filhos ou mais. Este decreto foi cumprido através da proibição de contraceptivos e abortos no seu país. As crianças nascidas na sequência deste decreto eram tratadas em instituições estatais de acolhimento de crianças (Carolyn, 2003).

No Gana, as ordens religiosas, as confrarias e os municípios criaram orfanatos em todo o país devido ao aumento da pobreza entre 2002 e 2007 (Asare, 2011).

Em 1910, ou por volta dessa data, o governo colonial começou a aprovar casas de detenção para tratar das crianças que nunca tinham sido portadoras de "Kipande" ou daquelas cujos pais tinham morrido, quer pelos Mau Mau, quer por outras causas, razão pela qual a maior parte destas instruções de cuidados infantis se encontram no Quénia Central, sendo Kabete uma delas.

Para além das casas de detenção aprovadas que foram criadas no Quénia, a primeira instituição de acolhimento de crianças foi criada pelo Dr. Griffin Geoffrey, que nasceu no Quénia, filho de um colonialista britânico branco. Cresceu como um cidadão leal do Império Britânico e um apoiante do domínio britânico na África Oriental. Chegou a um ponto em que já não podia, em boa consciência, lutar pelos britânicos. Mudou de ideias e começou a lutar por uma causa que, na altura, considerava injustificada (Geoffrey, G, 1974).

Embora os Mau Mau ainda estivessem a decorrer, o Sr. Griffin solicitou uma transferência para gerir um segmento juvenil de um centro de detenção. Para além de deter prisioneiros de guerra adultos, Manyani prendia menores com menos de dezasseis anos que tinham sido capturados a lutar ao lado dos rebeldes, bem como crianças cujos pais estavam envolvidos ou eram suspeitos de estarem envolvidos numa rebelião, e delinquentes comuns, crianças da rua e órfãos. As crianças com menos de dezasseis anos eram consideradas prisioneiros de guerra Mau Mau, a quem Griffin recebeu mais tarde autorização para cuidar nas suas novas instalações, agora em Starehe (Geoffrey, G, 1974).

Outras instituições de acolhimento de crianças, criadas no Quénia posteriormente, foram o lar de crianças Mama Ngina, criado dez anos mais tarde, em 1969, para cuidar de crianças abandonadas, órfãs, indigentes, vítimas de crueldade, negligenciadas, psicologicamente e sexualmente abusadas, função que desempenha até hoje (Mama Ngina Children's Home, 2009).

As crianças nas instituições de acolhimento do condado de Uasin Gishu resultam da política do condado. A maioria das crianças nas instituições de acolhimento do condado de Uasin Gishu provinha das ruas da cidade de Eldoret, da comunidade circundante da instituição de acolhimento, de crianças delinquentes através dos serviços de polícia e do departamento de menores.

Entre outros lares no Quénia que cuidavam de órfãos e crianças vulneráveis, encontram-se os lares de crianças Mama Fatuma em Eastleigh, em Nairobi, o lar de crianças Dagorreti, o lar de crianças Mulli em Yatta, entre outros. Em 2009, o condado de Uasin-Gishu tinha as seguintes instituições de acolhimento de crianças registadas: o lar de crianças SOS em Kapsoya, o lar de crianças Lewa ou Kipkeino no mercado *de "Jua Kali"*, perto da cidade de Eldoret, os lares de fé Testimony, o lar de crianças Neema, o Rescue Centre em Kidiwa, Lemoru children's home in Ziwa, Ilura children's home in Kwa-Muge Eldoret East, Kipkarren children's home near Kipkarren River Market in Eldoret West eram as únicas instituições de acolhimento de crianças registadas no condado de Uasin Gishu (Zenge, Uasin Gishu Children's Officer,2009).

A mais antiga instituição de acolhimento de crianças em Uasin Gishu foi a Testimony Faith Homes, que está em atividade há 43 anos (Green, 2009), seguida da Lewa Children's Home, que esteve em funcionamento durante 26 anos. A maioria das instituições de acolhimento de crianças no condado de Uasin Gishu foi criada numa base cristã, cuidando de crianças independentemente da sua denominação, ao contrário das instituições americanas que cuidavam de crianças com base em linhas denominacionais (Steinshouer, 2011).

O condado de Uasin-Gishu começou a registar um aumento acentuado de órfãos e crianças de rua na década de 1990, um problema que foi atribuído à política multipartidária da época. As pessoas deslocadas internamente devido à violência tribal dividiram a maior parte das famílias, tendo algumas pessoas fugido e não conseguindo encontrar-se umas às outras nem a alguns dos seus familiares. Os casais das tribos indígenas e das tribos visadas separaram-se porque os seus casamentos não podiam coexistir devido às diferenças entre as suas tribos. Os filhos destas famílias desfeitas não puderam ser sustentados por pais solteiros e muitos conseguiram encontrar um sítio onde pudessem viver com facilidade, o que muitos deles encontraram nas ruas. Em contrapartida, estas deslocações ocorreram simultaneamente nas zonas urbanas e rurais, deslocando pessoas ao mesmo tempo (Shollei, 2008).

Algumas das causas da ida das crianças para a rua são a pobreza, a monoparentalidade, a migração rural-urbana ou os comportamentos delinquentes das crianças, que levam as crianças a sair de casa para a rua, algumas depois de roubarem e por medo das consequências; fogem para a rua com a ajuda dos seus grupos de pares (Ayuku, 2004).

As crianças da rua são o testemunho vivo de todas as crianças, vivendo e caminhando nas estradas e nas praças públicas das cidades de todo o mundo. No entanto, paradoxalmente, estão também entre as crianças mais invisíveis e, por conseguinte, as mais difíceis de alcançar com serviços vitais, como a educação e os cuidados de saúde, e as mais difíceis de proteger. A maioria das crianças nas ruas ou em instituições de acolhimento não são órfãs. Muitas delas ainda estão em contacto com as suas famílias e trabalham nas ruas para complementar o rendimento do agregado familiar (Ayuku, 2004).

A maioria destas crianças vistas nas ruas pode ter fugido de casa, muitas vezes em resposta a abusos psicológicos, físicos ou sexuais. Uma vez na rua, tornam-se vulneráveis a todas as formas de exploração e de abuso. Em muitas ocasiões, encontram-se em conflito com a polícia e outras autoridades que as assediam, espancam e até assassinam (Smart, 2003).

De um modo geral, a pobreza, a monoparentalidade, a migração rural-urbana e os comportamentos delinquentes das crianças podem ter desempenhado um papel importante no facto de as crianças terem de se desenvencilhar sozinhas e de se tornarem mais vulneráveis nas suas vidas (Human Rights Watch/Africa, 1997).

A cidade de Eldoret começou a ter casos de crianças de rua em 1989, quando registou as suas primeiras crianças de rua; desde então, a cidade tem registado um grande afluxo de crianças dos centros rurais para os centros urbanos, devido a deslocações frequentes. Esta situação tornou-se um grande problema nas ruas das cidades quenianas, não sendo Eldoret uma exceção (Ayuku, 2004).

Para atenuar os efeitos destas catástrofes das COV, várias organizações de caridade, comunidades e indivíduos criaram instituições de acolhimento para cuidar destas crianças. Este estudo examinou os factores de saúde ambiental que afectam os órfãos e as crianças vulneráveis nas instituições de acolhimento de crianças do condado de Uasin Gishu.

1.2 Declaração do problema

É necessário compreender os factores de saúde ambiental que afectam os órfãos e as crianças vulneráveis nas instituições de acolhimento registadas no condado de Uasin Gishu. Alguns proprietários utilizam as instituições de acolhimento de crianças como empresas comerciais, o que acaba por comprometer as normas de saúde ambiental das crianças. Um estudo realizado no Vale de Caxemira, na Índia, por Asyed Asma (2013), concluiu que uma instituição de acolhimento de crianças, a Alamdar Yateem Trust e as instituições Ansar-ul-Masakeen, geriam as suas crianças em edifícios degradados e malcheirosos, com carcaças de aves intercaladas com lixo no topo dos edifícios.

No Quénia, um tribunal de Kiambu encerrou temporariamente uma instituição de cuidados infantis em Githunguri por cuidar de crianças numa casa provisória improvisada em cima de um estábulo, não oferecendo assim cuidados e proteção a 84 crianças num local seguro (Wainaina, 2012). Não foi realizado nenhum estudo sério para compreender os factores de saúde ambiental que afectam os órfãos e as crianças vulneráveis no condado de Uasin Gishu.

1.3 Questões de investigação

i. Qual é o nível das condições de higiene e saneamento nas instituições de acolhimento de crianças no condado de Uasin Gishu?

ii. Quais são os problemas de saúde ambiental mais comuns que afectam as crianças em instituições de acolhimento de crianças?

iii. Foram adoptadas medidas de segurança para as crianças nas instituições de acolhimento de crianças do Condado de Uasin Gishu?

1.4 Objectivos

1.4.1 Objetivo geral do estudo

Avaliar os factores de saúde ambiental que afectam os órfãos e as crianças vulneráveis nas instituições de acolhimento de crianças do condado de Uasin Gishu.

1.4.2 Objetivo específico do estudo

i. Avaliar as condições de higiene e saneamento das instituições de acolhimento de crianças no condado de Uasin Gishu.

ii. Estabelecer problemas comuns de saúde ambiental em instituições de acolhimento de crianças.

iii. Avaliar as medidas de segurança nas instituições de acolhimento de crianças.

CAPÍTULO 2

REVISÃO DA LITERATURA

2.0 Introdução

O âmbito deste capítulo envolveu a revisão das condições de saúde ambiental onde o homem viveu, o seu ambiente e o impacto que o ambiente pode causar ao homem. A limpeza de um indivíduo começa com a sua higiene pessoal. As pessoas têm de aprender sobre a sua higiene e as várias doenças relacionadas com a falta dela. Os hábitos de lavagem das mãos antes das refeições, a escovagem regular dos dentes e o banho são alguns dos princípios de uma boa higiene pessoal. A higiene é um estatuto fundamental para a saúde da criança desde a mais tenra idade. O asseio pessoal e as boas práticas de higiene são essenciais para a saúde e o aspeto social de um indivíduo. Um hábito de higiene saudável é preservado por uma prática quotidiana. Os pais devem ensinar e modelar as crianças nas melhores práticas de higiene. Os hábitos saudáveis incutidos nas crianças na primeira infância acompanham-nas frequentemente até à idade adulta.

2.1 Higiene e saneamento nas instituições de acolhimento de crianças 2.1.1 Banho das crianças nas instituições de acolhimento de crianças O banho regular reduz o odor do corpo e controla as doenças de pele causadas ou susceptíveis de serem causadas pela falta de banho. A Clínica Mayo recomenda que o banho diário reduz as bactérias que contribuem para o odor corporal, particularmente nas axilas e nos pés (Lyne, 2011).

A limpeza e as práticas de higiene pessoal são importantes do ponto de vista social e da saúde. As pessoas que são consideradas impuras são frequentemente ostracizadas pelos outros. Um hábito de higiene saudável deve ser praticado diariamente.

É importante que os pais/adultos ensinem e sirvam de modelo aos seus filhos em matéria de higiene e de boas práticas sanitárias. Os hábitos saudáveis que são incutidos nas crianças quando são pequenas acompanham-nas frequentemente até à idade adulta. A secagem cuidadosa das mãos após o banho impede frequentemente o desenvolvimento de bactérias. O asseio é sempre feito para manter o corpo, os dentes, a roupa, o cabelo e as unhas limpos e prevenir o odor do corpo através da utilização de anti-transpirantes e desodorizantes (Lyne, 2011).Qualquer pessoa que se preocupe seriamente em manter uma boa higiene pessoal deve preocupar-se seriamente com o estado das suas unhas, uma vez que estas albergam germes susceptíveis de prejudicar o estado de saúde dos grupos vulneráveis, que têm a infelicidade de entrar em contacto com germes perigosos no seu dia a dia (Ikechukwu, 2008). As roupas têm de ser lavadas regularmente para remover odores e nódoas logo que ocorram, e têm de ser passadas a ferro se estiverem amarrotadas (Lyne, 2011).

Manter as casas limpas reduzia as bactérias e ajudava a prevenir o aparecimento de insectos nocivos, contribuindo para o bem-estar dos habitantes. Os princípios básicos da limpeza da casa incluem a eliminação correta do lixo, a lavagem da louça suja e a limpeza regular do chão. A lavagem dos lençóis e da roupa de cama deve ser efectuada pelo menos duas vezes por mês.

Tudo o que é ensinado numa idade precoce permanece firmemente implantado na mente das crianças, pelo que é importante cultivar um bom hábito infantil numa idade mais jovem. Por conseguinte, a limpeza das crianças é um dos hábitos mais importantes (Lyne, 2011).

1.1.2 Higiene oral das crianças em instituições de acolhimento

Uma higiene oral adequada é crucial para reduzir e prevenir problemas da boca e das gengivas, como a placa bacteriana, o tártaro e o mau hálito (Wyne, 2011).

A negligência na escovagem dos dentes pode dar origem a cáries, gengivite ou peridontite. As doenças das gengivas estão associadas a uma elevada incidência de doenças cardíacas, acidentes vasculares cerebrais, diabetes e bronquite. Uma boca cheia de bactérias pode facilmente entrar na corrente sanguínea e causar infeção numa parte distante do corpo se estiver infetada (Pegg, 2012).

1.1.3 Lavagem das mãos nas instituições de acolhimento de crianças

As mãos são utilizadas para fazer muitas outras coisas, como lavar pratos, lavar o corpo, escrever, varrer o ambiente, conduzir, escrever, usar a casa de banho, etc. No processo de fazer todas estas coisas, muitas coisas, desde pequenas partículas de sujidade de diferentes tipos até germes invisíveis, entram em contacto com as unhas. Várias doenças infecciosas podem ser facilmente transmitidas de uma pessoa para outra através de mãos contaminadas, nomeadamente infecções gastrointestinais (Hanigan, 2005).

Uma boa lavagem das mãos é a primeira linha de defesa contra a propagação de muitas doenças, desde a constipação comum a doenças mais graves como a meningite, a bronquiolite, a gripe, a hepatite A e a maioria dos tipos de diarreia infecciosa.

Lavar as mãos com água morna e certificar-se de que a água não está demasiado quente para as mãos pequenas ajudará as crianças. A utilização de sabão e espuma ou a utilização de qualquer sabão durante 20 segundos e a garantia de que se passa entre os dedos e por baixo das unhas, onde os germes indesejados gostam de ficar, sem esquecer os pulsos, é um exercício importante (Gavin, 2011).

Qualquer pessoa que levasse a sério a manutenção de uma boa higiene podia levar a sério o cuidado com as unhas, porque as unhas albergavam germes que podiam ser prejudiciais para a saúde (Ikechukwu, 2008). A lavagem frequente das mãos reduz a propagação de germes, bactérias e doenças de origem alimentar. De acordo com o Centro de Controlo e Prevenção de Doenças dos EUA, as mãos devem ser lavadas com água morna e corrente (Wyne, 2011).

Muitos vírus e bactérias infectam as pessoas apenas quando entram pelo nariz ou pela boca. As pessoas com doenças que podem ser transmitidas por via fecal-oral podem espalhar doenças para objectos ou alimentos próximos se não lavarem bem as mãos depois de usarem a casa de banho. As doenças transmitidas pelo ar espalham-se através de gotículas no ar, que pousam em objectos próximos, pelo que tocar num objeto infetado transmite germes para as mãos; o que significa que tocar no nariz ou na boca com as mãos não lavadas infecta-o com vírus ou bactérias nas suas mãos (Robin, 2011).

Lavar as mãos reduz o risco de ter diarreia e de desenvolver infecções intestinais, um benefício importante especialmente para as crianças. As doenças diarreicas são uma das principais causas de morte em crianças com menos de cinco anos em todo o mundo, de acordo com a OMS (2001). O contacto com matérias fecais pode causar doenças diarreicas e isto só pode ser evitado lavando as mãos com sabão. Estima-se que o simples hábito de lavar as mãos com sabão reduza a incidência de diarreia para quase metade.

A utilização adequada de latrinas e casas de banho, juntamente com boas práticas de higiene - especificamente a lavagem das mãos com sabão - são essencialmente as ferramentas de saúde pública para prevenir e controlar as doenças diarreicas. A utilização adequada de latrinas e casas de banho, juntamente com boas práticas de higiene, protege as crianças e as famílias a baixo custo e ajuda a concretizar o direito das crianças a uma boa saúde e nutrição (UNICEF, 2013).

Um estudo de 2004, publicado na revista "The Lancet", concluiu que lavar as mãos reduz as infecções relacionadas com a pneumonia em mais de metade nas crianças paquistanesas com menos de cinco anos (Morgan, 2011).

Estudos realizados no Gana e no Paquistão mostraram que o manuseamento não higiénico dos alimentos nos mercados resultou numa contaminação significativa de vegetais e frutas. Isto indicaria que a lavagem das mãos com sabão pelos vendedores ambulantes e vendedores de mercado poderia ter um impacto nas doenças de origem alimentar (Ensink, 2005).

É provável que a lavagem das mãos seja especialmente importante nos locais onde as pessoas se reúnem (escolas, escritórios), onde se concentram pessoas doentes ou vulneráveis (hospitais, lares de idosos), onde os alimentos são preparados e partilhados e nas casas, especialmente onde há crianças pequenas e adultos vulneráveis. Ensaios realizados no Bangladesh e no Zimbabué mostraram que a lavagem das mãos com sabão era mais eficaz do que a lavagem das mãos com água como forma de reduzir as bactérias fecais nas mãos (Ensink, *et al.*, 2003).

2.2 Problemas de saúde comuns em instituições de acolhimento de crianças

A diarreia, a pneumonia e outras doenças infecciosas são as principais causas de morte entre as crianças com menos de cinco anos nos países de rendimento baixo e médio, incluindo a Índia. No entanto, pouco se sabe sobre as causas de morte das crianças a partir dos cinco anos de idade. O Global Burden of Disease and Risk Factors (GBD) estima que, em 2004, houve cerca de 69 000 mortes por pneumonia e 1 000 mortes por doenças diarreicas entre crianças com idades entre os 5 e os 14 anos na Índia, que representaram cerca de 20% de todas as mortes entre os 5 e os 14 anos de idade (Suraweera, *et al.*, 2011).

As pessoas nos países em desenvolvimento sofrem sobretudo de formas infecciosas de diarreia, que se transmitem por via fecal-oral. A maioria das doenças diarreicas é causada por más condições de saneamento, pela falta de acesso a água potável e por um conhecimento deficiente da transmissão e do tratamento das doenças transmissíveis.

As doenças transmissíveis ocorrem frequentemente nos países em desenvolvimento, afectando igualmente as populações rurais e urbanas. A melhoria das condições de vida resultou numa redução drástica da diarreia infecciosa, tal como se verificou nos países em desenvolvimento, como a Índia e a Gâmbia, onde o mau estatuto socioeconómico afectou uma grande população.

A diarreia do viajante é uma doença causada pela exposição a agentes infecciosos quando se visita um país onde o saneamento é inadequado (Sameul, 2012).

Em várias instituições, observou-se que muitos mosquiteiros, mesmo os adquiridos no ano anterior, tinham buracos e rasgões e muitos estavam sujos. Alguns inquiridos referiram que não era prático colocar e retirar um MTI diariamente (Woldehanna, 2009).

2.2.1 Constipação comum

A constipação comum é uma infeção respiratória ligeira causada por vírus. Esta doença é contagiosa e propaga-se facilmente de uma pessoa para outra. Os vírus são transmitidos através da tosse, dos espirros ou da partilha de objectos pessoais como lenços e utensílios. As crianças têm um sistema imunitário fraco; algumas delas contraem facilmente a constipação comum. Podem contrair a doença de membros adultos da família e de outras crianças enquanto brincam. Por vezes, as crianças são expostas a mais do que um vírus e, por isso, sofrem de constipação comum mais vezes num único ano. Isto pode levar a infecções das vias respiratórias superiores. As infecções das vias respiratórias superiores são uma das causas mais frequentes de consultas médicas, com sintomas variados que vão desde corrimento nasal, dor de garganta, tosse, dor ao engolir, dificuldade respiratória e letargia. As infecções do trato respiratório superior são a doença mais comum que leva a faltar à escola ou ao trabalho.

Embora as infecções respiratórias superiores possam ocorrer em qualquer altura, são mais comuns no tempo frio. Além disso, muitos vírus das infecções respiratórias superiores desenvolvem-se na baixa humidade dos climas frios (Wedro, 2009). Se alguém tossir muito, pode ser sinal de que a tosse é causadora de doenças que se podem propagar a novos hospedeiros. A tosse com dor na garganta pode dever-se a uma infeção da laringe, da glote ou da faringe. Nas crianças, pode ser causada por tosse convulsa, infecções do trato respiratório, e é principalmente transmitida pelo ar (Cullen, 2013).

2.2.2 Problemas causados pela escassez de água

A diarreia é um fator de risco importante nas zonas residenciais congestionadas, pois pode causar doenças graves e mesmo a morte, sobretudo nas crianças. As doenças diarreicas mais notáveis em zonas residenciais congestionadas são a gastroenterite viral, a cólera, a shigelose, a febre tifoide, a amebíase, entre outras. A transmissão de doenças fecal-orais ocorre quando as fezes, que contêm agentes patogénicos causadores de doenças, de uma pessoa infetada, entram na boca de outra pessoa e são ingeridas. Estas doenças fecal-orais propagam-se mais rápida e facilmente em condições de sobrelotação e falta de higiene, sobretudo em campos e instituições. Os factores relacionados com a propagação destas doenças fecal-orais incluem

(i) Água potável que está contaminada com material fecal que ocorre na fonte, durante o transporte ou dentro de casa.

(ii) O mau estado de higiene é uma condição causada pela falta de água, por práticas não higiénicas ou por más condições de higiene dos alimentos, como a contaminação por sujidade ou mãos não lavadas ou por moscas (Rukunga, 2001).

As doenças relacionadas com os vectores ocorrem quando os vectores transportam os agentes patogénicos de um animal, de um ser humano ou de outro reservatório para outro através da picada ou de funções corporais. Alguns agentes patogénicos são transmitidos mecanicamente para causar doenças como o tracoma, que é transmitido por moscas domésticas, e doenças como a malária, que é transmitida por picadas de mosquito. Cada infeção é caracterizada por diferentes tipos de vectores e doenças transmitidas por vectores. Entre os exemplos de surtos de doenças em residentes sobrelotados ou em instituições contam-se a malária, que era transmitida por mosquitos *Anopheles*, e o tifo epidémico, que era transmitido por piolhos. A malária é endémica na maior parte do Quénia e é uma das principais causas de morte em África. Um estudo realizado por Etusim, P. *et al.*(2013) sobre a prevalência do paludismo em 403 crianças com idades compreendidas entre os 1 e os 15 anos na Nigéria estabeleceu que as crianças com idades compreendidas entre os 1 e os 3 anos registaram a taxa de infeção por paludismo mais elevada, com 172 (89,5%). O estudo revelou que 237 (58,8%) eram do sexo masculino e 166 (41,2%) do sexo feminino. Para além da transmissão de doenças, alguns vectores foram considerados incómodos devido às suas picadas dolorosas, por exemplo, os mosquitos, as moscas que picam, as pulgas e os piolhos. Estes vectores incómodos contribuíram para o stress e o desconforto das crianças vulneráveis (John Hopkins e IFRC, Crescent Societies, 2011).

Aumentar o acesso a água potável melhorada é um dos Objectivos de Desenvolvimento do Milénio que o Quénia, juntamente com outras nações do mundo, adoptou. A fonte de água potável era um indicador do facto de a água ser ou não adequada para beber. As fontes que eram susceptíveis de fornecer água adequada para beber foram identificadas como fontes melhoradas. Incluíam fontes de água canalizada dentro de uma habitação, lote, torneira pública, furo, poço protegido ou nascente e água da chuva. A fonte de água potável era um indicador de se a água era adequada para beber ou não, mesmo antes da sua confirmação (Kenya Demographic and Health Survey, 2008-09).

A falta de água foi uma das causas mais comuns de doenças transmitidas pela água em crianças nos países tropicais. A transmissão de doenças relacionadas com a água deveu-se à insuficiência de água para uso pessoal e doméstico. A contaminação patogénica da água pode ocorrer na fonte, no transporte ou ao nível do armazenamento (The Sphere Project, 2004). As doenças da água eram tradicionalmente classificadas de acordo com a natureza dos agentes patogénicos que albergavam. A lavagem das mãos é uma das formas mais eficazes e baratas de prevenir as doenças diarreicas e a pneumonia que, em conjunto, são responsáveis pela maioria das mortes infantis.

Prevê-se que este comportamento contribua significativamente para o cumprimento do Objetivo de Desenvolvimento do Milénio de reduzir em dois terços as mortes de crianças com menos de cinco anos até 2015. O dia 15 de outubro foi designado pelas Nações Unidas como o Dia Mundial da Lavagem das Mãos, em conformidade com o Ano Internacional do Saneamento (2008). As mãos devem ser lavadas sempre que se muda uma fralda, depois de usar a casa de banho, depois de apanhar dejectos de animais, espirrar, tossir ou utilizar transportes públicos, preparar alimentos, mexer no lixo e antes de comer (Beck, 2009). Existe uma diferença entre uma rapariga e um rapaz em termos de limpeza. As raparigas tendem a ter mais cuidado com a limpeza das mãos. As raparigas são fisicamente menos activas do que os rapazes e preferem passar o tempo em actividades mais calmas do que a correr e a brincar. As crianças do sexo feminino estão mais envolvidas em actividades de higiene pessoal e adoram ver as mães a maquilharem-se ou a escolherem os sabonetes e os géis a utilizar (Mienert, *et al.*, 2010).

A classificação das doenças de origem hídrica é feita de acordo com a forma como a água é obtida. Algumas doenças são causadas pela contaminação do homem e dos animais através das fezes ou da urina, que foram infectadas por vírus ou bactérias patogénicas. Estes agentes patogénicos eram transmitidos diretamente quando a água era bebida ou utilizada na preparação de alimentos, quando não era fervida, sendo este tipo de doenças a cólera e a febre tifoide. A quantidade de água é um elemento importante para além da sua qualidade. Uma quantidade reduzida de água pode causar doenças que se podem propagar por contacto direto com pessoas infectadas ou materiais infectados, especialmente se a lavagem das mãos e a higiene pessoal não forem respeitadas. Os tipos de doenças que são susceptíveis de serem causadas se esta anomalia ocorrer são doenças diarreicas, helmintas, sarna e tracoma (Rukunga, 2001). A água fornece um habitat adequado para insectos vectores de doenças relacionadas com a água. Algumas destas doenças relacionadas com a água são a malária, o dengue e a febre amarela (Yassiet *al.* 2001).

A fonte de água, o transporte e o seu armazenamento em cada casa são muito importantes porque determinam a sua qualidade. A água para consumo deve ser portátil, com menos de 10 micróbios/100 mililitros, para que possa ser utilizada de forma saudável e para que toda a gente tenha acesso a ela. O tratamento e a proteção adequados da água potável protegem o consumidor contra os riscos associados à água, como as bactérias e os perigos químicos. A fonte de água determina o tipo de métodos de tratamento de água utilizados para tornar a água segura para utilização (Falkenman, 1980).

De um modo geral, existem dois tipos de métodos de tratamento da água, nomeadamente os métodos físicos e químicos de tratamento da água, sobretudo quando a água é em quantidade.

A fervura da água para beber é um dos métodos mais fiáveis de desinfeção da água que deve ser utilizada pelos utilizadores de pequena escala, para além da filtração. O tratamento químico é utilizado para tratar a água, que é utilizada por um grande número de utilizadores, sendo o cloro e o iodo os produtos químicos mais utilizados (Rukunga, 2001).

Quando a densidade populacional de uma determinada área exerce uma pressão intensa sobre os recursos hídricos, este processo de auto-purificação da água é ultrapassado. "De acordo com a *Agenda 21 do* programa de ação das Nações Unidas da Conferência do Rio em 1992 (UN, 19930), um estudo mostrou que 80% de todas as doenças e mais de 1/3 das mortes nos países em desenvolvimento são causadas pelo consumo de água contaminada. Segundo , 10% do tempo produtivo de cada pessoa é sacrificado por doenças relacionadas com a água (Yassiet *al.*, 2001).

2.3 Eliminação de resíduos sólidos domésticos

Os problemas associados a técnicas inadequadas de eliminação de resíduos sólidos são a criação de moscas e a ameaça de deposição de lixo. Estes problemas ocorrem quando os resíduos são eliminados sem uma estrutura de eliminação adequada. A recolha e a eliminação de resíduos sólidos constituem um grave problema de saúde ambiental, que pode resultar em riscos para a saúde, como a contaminação das águas subterrâneas e superficiais, a poluição atmosférica e as doenças transmissíveis, como a febre tifoide, a cólera e a peste, que são facilmente facilitadas pela contaminação por roedores e insectos. O lixo não vigiado pode causar uma cena inestética, emitir odores durante o período de decomposição e tornar-se inaceitável quando gatos, seres humanos ou cães o tiverem esgravatado (Rukunga, 2001).

2.3.1 Armazenamento e recolha de resíduos sólidos nas zonas de povoamento

A taxa de produção de resíduos deve ser tida em conta aquando da escolha das dimensões dos contentores de lixo. O armazenamento de resíduos em sacos de plástico é adequado para zonas de baixa densidade, mesmo que eles próprios sejam resíduos (Rukunga, 2001).

A frequência da recolha de resíduos depende do método de armazenamento e do ponto de recolha em relação às instalações, quer o ponto de recolha seja dentro ou fora das instalações. Ao nível da armazenagem doméstica, é necessário o acesso à propriedade.

Se não houver acesso ao recinto, a recolha e a eliminação não serão possíveis através da utilização do método doméstico (Flintoff, 1976).

O compósito é um método utilizado no tratamento de resíduos e tem como objetivo converter os resíduos biodegradáveis em fertilizante orgânico. Outros métodos de eliminação de resíduos são os aterros sanitários e a incineração. Os produtores de resíduos de alta densidade não podem beneficiar do método de incineração, porque este método causa poluição atmosférica nas áreas circundantes. O método de depósito de controlo a céu aberto é o melhor método para ser utilizado em áreas densamente povoadas e tem sido utilizado nas cidades há muitos anos (Rukunga, 2001).

2.3.2 Gestão de resíduos líquidos em zonas de povoamento

Onde quer que os seres humanos se juntem, os seus resíduos também se acumulam. Os progressos registados em matéria de saneamento e de higiene melhoraram consideravelmente a saúde, mas muitas pessoas continuam a não dispor de meios adequados para eliminar os seus resíduos. Esta situação constitui um incómodo crescente para as zonas densamente povoadas, acarretando o risco de doenças infecciosas, em especial para os grupos vulneráveis, como os muito jovens, os idosos e as pessoas que sofrem de doenças que diminuem a sua resistência.

Um mau controlo dos resíduos significa também a exposição diária a um ambiente desagradável. A acumulação de contaminação fecal nos rios e noutras águas não representa apenas um risco para o ser humano, mas também para outras espécies, o que ameaça o equilíbrio ecológico do ambiente. A descarga de águas residuais não tratadas e de excrementos no ambiente afecta a saúde humana através da poluição da água potável, da entrada na cadeia alimentar, por exemplo, através de frutos, legumes ou peixe e marisco, do contacto balnear, recreativo e outro com águas contaminadas, bem como da criação de locais de reprodução para moscas e insectos que propagam doenças (Smith, 2002).

Na década de 1970, as agências internacionais começaram a procurar tecnologias alternativas de gestão de resíduos de baixo custo para assentamentos rurais e urbanos de média densidade. Foram estabelecidos dois métodos, consoante a população.

(i) Em muitos locais, especialmente em zonas com baixa densidade populacional, é comum armazenar e tratar os resíduos no local onde são produzidos.

(ii) Em áreas densamente povoadas, os sistemas de esgotos são frequentemente utilizados para transportar os resíduos para fora do local onde podem ser tratados e eliminados. O método de latrinas de fossa melhoradas e ventiladas foi considerado o sistema de gestão mais aplicável, onde a população é baixa, devido ao seu controlo das moscas e ao aumento da ventilação de ar fresco para a latrina (Yassi, et al., 2001). De acordo com Carr e Strauss (2001), os edifícios melhoram as instalações de saneamento como uma intervenção de saúde crucial, mas os benefícios totais para a saúde não serão realizados sem a utilização e manutenção adequadas das instalações através da utilização de dispositivos de proteção individual.

As instalações de saneamento interrompem a transmissão de doenças fecal-orais, sendo a fonte mais importante de prevenção da contaminação fecal humana da água e do solo. A deterioração das condições sanitárias é atribuída a uma grande população que utiliza as instalações. A UNICEF fez um inquérito a 90 escolas primárias em distritos afectados pela crise no Norte e Oeste do Uganda: apenas 2% tinham instalações de latrinas adequadas (Smith, 2002).

A utilização de lenços de papel é a melhor forma de evitar o contacto direto com os dejectos após a defecação, evitando a propagação de bactérias nocivas das mãos para a boca (Kander, 2011).

Para evitar a contaminação fecal-oral da água, as latrinas devem ser colocadas a 30 metros das fontes de água e a não mais de 500 metros das casas de habitação

(The Sphere Project, 2004). O fornecimento de água e de instalações sanitárias reduz as doenças diarreicas em 20%. As casas de banho devem ser concebidas de forma a que todos os grupos de pessoas de uma determinada população as possam utilizar confortavelmente, especialmente os jovens e os desfavorecidos.

Recomenda-se a utilização de sanitários asiáticos se houver água disponível, mas se forem utilizadas latrinas de fossa, estas devem ser equipadas com pequenas aberturas. Devem ser usados papéis absorventes para evitar bactérias patogénicas que podem contaminar os alimentos a partir das fezes, através dos dedos, e finalmente para os indivíduos saudáveis.

2.4 Doenças causadas pela contaminação fecal-oral

A poluição é causada pela contaminação direta das fezes ou indiretamente por materiais fecais através do contacto com objectos contaminados ou por moscas domésticas. Os manipuladores de alimentos devem ser regularmente examinados por médicos para evitar a transmissão de doenças (Rukunga, 2001). Algumas das doenças fecais-orais mais comuns são a febre tifoide, a cólera, a amebíase, as lombrigas, a shigelose, entre outras (Rukunga, 2001). Os manipuladores de alimentos que albergam e excretam parasitas intestinais e bactérias entero-patogénicas podem contaminar os alimentos a partir das suas fezes através dos dedos, para o processamento de alimentos e finalmente para indivíduos saudáveis. Ao contrário das outras partes da mão, por baixo das unhas, que albergam a maior parte dos microrganismos e que são mais difíceis de limpar (Andargie e Kassauet *al.,* 2008).

2.4.1 Infecções cutâneas

As infecções cutâneas são preocupações comuns de saúde pública nos países em desenvolvimento e estas doenças prevalecem entre os grupos empobrecidos, sendo as crianças especialmente vulneráveis. As infecções cutâneas abrangem um vasto espetro, desde infecções menores, como borbulhas e furúnculos, a sarna, fungos, parasitas e infecções bacterianas mais graves envolvendo staphylococcus *aureus* e streptococcus *pyogenes*. A sobrelotação e outros factores relacionados com a pobreza, incluindo a falta de saneamento, o acesso limitado aos cuidados de saúde e à nutrição, as condições inadequadas de habitação e ambientais e a falta de educação sobre higiene básica estão associados a infecções cutâneas (Moktader, 2008).

As doenças de pele são, no entanto, um problema significativo em todo o mundo. Em 1996, um estudo efectuado na província de Masvingo, no Zimbabué, revelou que 11,3% dos novos casos que se apresentavam no Serviço de Urgência tinham infecções cutâneas. Estes números são quase universais em todo o mundo. Por outro lado, algumas doenças de pele comuns, como a miíase e a sarna, não foram incluídas entre as doenças de pele porque raramente chegam à clínica, onde poderiam ser detectadas porque os afectados sabem como lidar com elas antes de chegarem ao hospital. Após um exame minucioso, verificou-se que a maioria dos doentes sofria de várias doenças de pele, como eczema, urticária, reacções a medicamentos, tinea capitis, sarna ou outras doenças de pele (Hees, 2001).

O estafilococo é uma infeção cutânea causada pela bactéria Staphylococcus *aureus*, que muitas pessoas saudáveis têm na pele e no nariz sem ficarem doentes. No entanto, quando a pele é perfurada ou partida, a bactéria Staphylococcus pode entrar na ferida e causar infecções, que podem levar a outros problemas de saúde. As infecções cutâneas por estafilococos podem ser evitadas lavando regularmente as mãos e tomando banho diariamente, bem como mantendo as áreas que foram cortadas limpas e/ou cobertas (Eppes, 2011).

2.5 Acidentes Segurança nas instituições de acolhimento de crianças

O principal objetivo deste estudo é analisar a situação da segurança, da proteção e dos cuidados prestados às COV nas instituições de acolhimento de crianças, a fim de melhorar a qualidade dos cuidados prestados nas ICC. De acordo com o manual de normas de segurança das escolas do Ministério da Educação do Quénia.

Os objectivos específicos da segurança eram:

a) Proporcionar às COV a oportunidade de aprenderem e participarem na sua própria segurança enquanto estiverem nas ICC.

A maioria das instituições de acolhimento de crianças dispõe de equipamentos de jogo para as crianças; quando as crianças brincam, ocorrem normalmente acidentes que provocam lesões. Algumas destas lesões incluem fracturas e contusões. As instituições de acolhimento de crianças precisam de supervisores de parques infantis que supervisionem a forma como as crianças utilizam os equipamentos de jogo para evitar lesões nas instituições de acolhimento de crianças. Outras causas de lesões nas instituições são os pisos escorregadios, as escadas e as lareiras (Muruka, 2007). Para além das ameaças pessoais, a insegurança das crianças pode emanar de instalações ou infra-estruturas escolares inadequadas, tais como salas de aula e campos de jogos mal construídos. Instalações sanitárias insuficientes e avariadas, localização insensível ao género das casas de banho, e carteiras e outro mobiliário inadequados e inapropriados são alguns dos problemas que uma instituição deve ter o cuidado de não afetar as crianças (Mutahi, 2008). A segurança contra incêndios nos dormitórios é um fator importante que necessita de um estudo atento para compreender as suas causas e soluções.

As estatísticas do Centro Nacional de Dados da Administração de Incêndios das escolas dos EUA revelaram que não foram registadas mortes por incêndios em escolas durante vários anos nos EUA devido à aplicação das políticas de segurança contra incêndios pelos governos, que eram rigorosamente monitorizadas (Topical Fire Reports Series, 2011). Os exercícios de incêndio eram efectuados pelo menos uma vez por mês e as vias de evacuação estavam bem afixadas. Todas as escolas dispunham de um sistema de aspersão, com vias de evacuação bem posicionadas. Os relatórios atribuem aos exercícios de combate a incêndios o fator que mais contribui para a segurança das crianças nas escolas dos EUA. A maior parte das mortes por incêndios foi registada em internatos no Canadá e em alguns casos nos EUA, porque nos seus internatos os alunos dormiam nas suas próprias camas. As inspecções escolares destes países incluíam o exame dos seus métodos de segurança contra incêndios.

Em muitas escolas em África, na Ásia e na América do Sul, as inspecções não existem e, quando existem, não são tão rigorosas. Nas situações em que as inspecções não eram feitas com rigor, era mais provável que ocorressem grandes números de mortes relacionadas com os incêndios nos internatos. Situações como o dormitório da escola primária Buddo, de um colégio interno em

Uganda, onde dezanove raparigas de apenas doze anos e dois adultos foram mortos pelo fogo (Olukya, 2008). Incêndio na escola secundária de Kyanguli, onde 59 rapazes foram mortos no condado de Machakos, em 26 de março de 2001; escola secundária feminina de Bombolulu, no condado de Kilifi, onde um incêndio matou 25 estudantes em 1998.

As portas das escolas secundárias de Kyanguli, Bombolulu e Buddo estavam trancadas a cadeado e não existiam outras possibilidades de fuga para as crianças; todas as janelas estavam barradas com arame. Enquanto todos estes incidentes aconteciam, os sistemas de monitorização do governo queniano não estavam atentos às medidas de precaução em matéria de segurança para evitar estas situações. As condições de segurança das crianças nas instituições de Kyanguli, Bombolulu e Buddo não eram seguras. O problema da situação de segurança não é localizado, mas universal (Amisi, 2006).

2.6 Quadro teórico

Este estudo baseia-se na teoria dos sistemas sociais, que afirma que as relações entre as pessoas e o seu ambiente coexistem de facto. O ambiente, enquanto ecossistema, contém ar, solo e água, organismos vivos, estruturas físicas naturais e artificiais. Devido às alterações climáticas, as doenças prevalecem em alturas diferentes. Para compreender por que razão isto acontece, é necessário conhecer os agentes causadores da doença, o hospedeiro e o ambiente.

Quando as três variáveis estão em equilíbrio, então o problema é endémico ou existe constantemente, mas se alguma destas variáveis mudar, então temos uma epidemia ou uma redução das infecções.

2.7 Quadro concetual

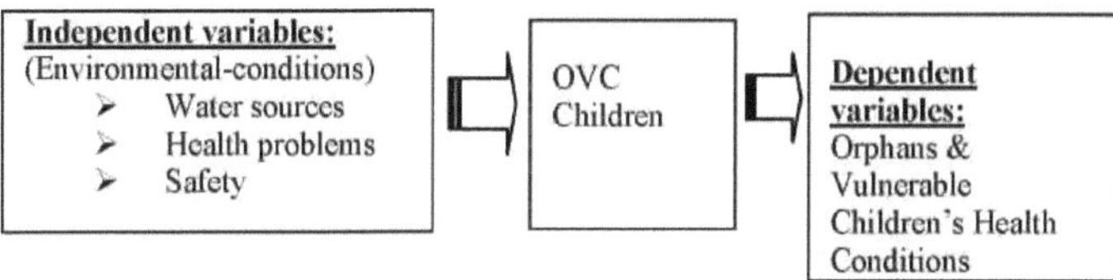

Fig: 2.1: A relação entre as variáveis independentes e dependentes:

As pessoas estão a viver mais tempo, por isso há mais idosos. Mas com as guerras e a epidemia de SIDA, o número de órfãos está a aumentar rapidamente. A condição de vida do homem é determinada pela forma como ele lida com o ambiente em que vive. O homem pode viver melhor modificando o seu ambiente ou adoptando-o para viver num ambiente. Por conseguinte, qualquer interferência no ecossistema, se não for para melhorar o ambiente, pode conduzir a um perigo (um potencial ou componente num local de trabalho que pode causar ou ameaçar o ambiente circundante, provocando ferimentos, doenças ou morte).

Todos os anos, um grande número de pessoas é exposto a condições físicas, biológicas e químicas desnecessárias nos seus ambientes de vida, morrendo milhões de pessoas devido a lesões físicas causadas por acidentes, efeitos químicos de fábricas, diarreias e infecções do trato respiratório devido às condições ambientais a que estão expostas. As doenças causadas pelo ambiente podem dever-se a condições ambientais geográficas que podem influenciar a saúde humana. Isto leva-nos ao estudo dos factores ambientais de saúde que afectam os órfãos e as crianças em instituições de acolhimento de crianças. As caraterísticas em foco determinarão a influência das doenças biologicamente e por aspectos físicos dos ambientes onde o homem vive. Alguns destes factores são melhor entendidos como determinantes de doenças de um local.

Fator ambiental biológico - é melhor entendido como um fator determinante da doença. Trata-se de uma caraterística climática e ecológica determinante das doenças. Estas caraterísticas geográficas influenciam os padrões da doença, proporcionando temperaturas favoráveis, humidade, movimento do ar e outras condições, que são apropriadas para a sobrevivência dos parasitas fora do corpo humano. Estes factores fazem-no proporcionando condições favoráveis que são adequadas para os vectores de hemorragia, tais como mosquitos, vermes, moscas tsé-tsé.

Os factores ambientais locais são alguns dos principais factores que influenciam as doenças. Os contaminantes químicos podem causar contaminação da água potável ou do ar inspirado (Mac Mahon *et al*, 1970). Os factores ambientais variam de tal forma que influenciam a saúde do homem. A inalação de produtos químicos que são peculiares a certas localidades é bem ilustrada pelos seus efeitos no ser humano, facilitando doenças como a bronquite crónica, ataques asmáticos frequentes e bronquiastásia, entre outras doenças por inalação. O ambiente físico desempenha um papel importante nas doenças e pode causar incapacidades diretamente relacionadas com a exposição a traumas, calor, frio ou altitudes elevadas.

Condições como lesões da pele e dos tecidos moles, perda ou incapacidade de utilizar um órgão, queimaduras solares, sinusite, bem como a frequência de ataques de células falciformes podem ser causadas por lesões físicas ou alterações climáticas (Mac Mahon *et al*, 1970). As fontes de água, o transporte e o seu armazenamento em cada casa são factores importantes; estes métodos devem ser de elevada qualidade e quantidade.

A água deve ser portátil, com menos de 10 micróbios/100 mililitros, e todos devem ter acesso a ela. A tabela abaixo é uma tabela simplificada das necessidades básicas de sobrevivência de água numa instituição (The Sphere Project, 2004).

Tabela 2.1 Tabela simplificada das necessidades básicas de água para sobrevivência numa casa e numa instituição.

Sobrevivência Necessidades:Água ingestão (bebida e comida)	**Água in litros**	**Observações**
Ingestão para beber e comer	2.5-3	Depende de: Do clima e da fisiologia individual
Ingestão para beber e comer	2-6	Dependendo das normas sociais e culturais
Práticas básicas de cozinha	3-6	Depende de: Tipo de alimento socail, bem como normas culturais.
Necessidades básicas totais de água	**7.5-15 Litros**	

O ambiente actuou como a principal fonte de infeção. A contaminação deveu-se direta ou indiretamente a vectores que eram vertebrados, como o homem, que podem transmitir, ou invertebrados, como as moscas domésticas ou as baratas na natureza. A poluição atmosférica, os acidentes, a contaminação da água e dos alimentos, bem como o solo, constituem um bom meio de transmissão de doenças (Yassiet *al*, 2001).

CAPÍTULO 3

METODOLOGIA

3.1 Introdução

O capítulo apresenta os procedimentos que foram adoptados para a realização do estudo. Apresenta os seguintes aspectos: Desenho do estudo, a área de estudo, a população do estudo, o processo de amostragem, a análise dos dados e as considerações éticas.

3.2 Conceção da investigação

Foi utilizado um modelo de investigação descritivo e transversal. Este método foi utilizado para descrever as condições que afectam os órfãos e as crianças vulneráveis quando se encontram em instituições de acolhimento de crianças. Para a recolha de dados, foram utilizadas escalas administradas pelo entrevistador e listas de controlo de observação.

3.3 Área de estudo

O condado de Uasin Gishu situa-se no centro-oeste do Vale do Rift e faz fronteira com seis condados, nomeadamente Elgeyo Marakwet a leste, Trans Nzoia a norte, Kericho a sul, Baringo a sudeste, Nandi a sudoeste e Bungoma a oeste. A área do condado é de 3.345,2 km^2. Relativamente ao clima, as temperaturas variam entre uma mínima de 8,4^0 C e uma máxima de 27^0 C.

Tem duas estações chuvosas com uma precipitação média de 900 mm a 1.200 mm por ano. Em termos de infra-estruturas, a rede rodoviária é composta por uma superfície de betume de 309,6 km, uma superfície de cascalho de 549 km e uma superfície de terra de 377,2 km. Usando a demografia da população dos resultados do censo de 2009, a população total do país era de 894.179. A distribuição da população era de 267 pessoas por Km ^{2}, sendo que 41,5% da população tinha entre 0-14 anos, 55,7% tinha entre 15-64 anos e 2,9% tinha 65 anos ou mais. A população total do condado de Uasin Gishu representava 2,3% da população total do país.

Em termos de ambiente político e económico, a cidade administrativa do condado é Eldoret town. O país é composto por seis círculos eleitorais: Kapsaret, Kesses, Ainabkoi, Moiben, Soy e Turbo. As principais actividades económicas em torno do condado são a cultura do milho em grande escala, a cultura do trigo, a produção de leite, o turismo desportivo, a indústria transformadora e a agro-processamento. Os principais produtos agrícolas desta zona são o milho, o trigo, a carne de vaca e o leite (Wesonga, 2010).

No domínio da educação, existem 771 escolas primárias, 158 escolas secundárias e pelo menos mais de 16 universidades e instituições terciárias no condado. O número de matrículas no ensino primário é de 184.954. Existem 88 dispensários, 23 centros de saúde, 2 hospitais sub-distritais, 1 hospital distrital, 1 hospital de referência e outros 12 hospitais privados. A taxa de mortalidade infantil é de 54:1.000 e a taxa de mortalidade de menores de cinco anos é de 81:1.000. As doenças prevalecentes no condado são a malária, as infecções respiratórias e as doenças transmitidas pela água (Wesonga, 2010). Este estudo foi realizado em dez instituições de acolhimento de crianças registadas no condado. As dez instituições de acolhimento de crianças registadas em estudo eram as instituições que tinham satisfeito todos os requisitos de uma instituição de acolhimento de crianças padrão e tinham sido certificadas pelo Ministério do Género, da Criança e do Desenvolvimento Social como instituições legais de acolhimento de crianças para cuidar de crianças em nome do Estado.

3.4 População do estudo

A população do estudo foi constituída por 427 crianças órfãs e vulneráveis com mais de seis anos de dez instituições de acolhimento de crianças registadas no condado de UasinGishu.

3.5 Amostragem

3.5.1 Determinação da dimensão da amostra

A população do estudo foi constituída por 427 crianças órfãs e vulneráveis de dez instituições de acolhimento registadas no condado de Uasin Gishu. Os inquiridos deste estudo eram crianças órfãs e vulneráveis com mais de seis anos de idade de dez instituições de acolhimento registadas no Condado de Uasin Gishu. O tamanho da amostra calculado foi obtido através da seguinte fórmula:

$$nf = \frac{n}{1 + (n/N)}$$

Onde: *nf*= dimensão da amostra pretendida (quando a população é inferior a 10 000 crianças)

n= dimensão da amostra pretendida (quando a população é superior a 10 000 crianças é 384 crianças)

N = é o tamanho estimado da população.

A dimensão da amostra para este estudo *foif* $= \frac{384}{1+(384/427)} = 202$

órfãos e crianças vulneráveis com mais de seis anos de dez instituições de acolhimento registadas, tendo sido obtidas vinte crianças de cada instituição de acolhimento e cinquenta chefes de departamento, cinco de cada uma das dez instituições de acolhimento registadas. No total, 202 órfãos e crianças vulneráveis de dez instituições de acolhimento foram envolvidos no estudo. Vinte órfãos e crianças vulneráveis de cada instituição de cuidados infantis foram envolvidos no estudo. Utilizando o método de amostragem aleatória sistemática, dez crianças de cada instituição foram entrevistadas e observadas no estudo. Foram também entrevistados cinco diretores de departamento de cada instituição de acolhimento de crianças. Todas as crianças órfãs e vulneráveis objeto do estudo foram observadas em termos de limpeza. Os chefes de departamento no estudo incluíam proprietários, diretores, cozinheiros, matronas e patronos.

3.5.2 Procedimentos de amostragem para os inquiridos

Este processo envolveu a seleção de sujeitos de uma população de estudo de 427 crianças órfãs e vulneráveis provenientes de dez instituições de acolhimento de crianças. Vinte crianças com mais de seis anos de idade de cada instituição de acolhimento foram selecionadas utilizando a técnica de amostragem aleatória sistemática. Neste método de técnica de amostragem aleatória sistemática, o investigador começa por escolher aleatoriamente o primeiro item ou sujeito da população e, em seguida, seleciona o n-ésimo sujeito da lista (Mugenda e Mugenda, 2003). Por exemplo, na instituição de acolhimento n.º 1, que tinha 76 crianças com mais de 6 anos de idade, constituía uma população de estudo, foram selecionadas amostras de 36 crianças de uma instituição. Utilizando a técnica de amostragem aleatória sistemática, o investigador começou pelo número 3, que foi selecionado em primeiro lugar; em seguida, foi utilizado um intervalo de 2 crianças para selecionar os restantes inquiridos. A partir do 3.º indivíduo, foram selecionados o 5.º, o 7.º, o 9.º e o n.º inquiridos seguintes, de modo a obter uma amostra de 36. Durante a seleção dos inquiridos, cada criança foi selecionada com base na idade, independentemente do sexo. Vinte crianças órfãs e vulneráveis de cada instituição de acolhimento de crianças foram envolvidas no estudo, utilizando o método de amostragem aleatória sistemática. Cem crianças, dez de cada instituição de acolhimento de crianças, foram entrevistadas e observadas. Cinco chefes de departamento de cada uma das dez instituições foram selecionados propositadamente para o estudo.

A vantagem de utilizar a amostragem aleatória sistemática em oposição às técnicas de amostragem aleatória simples baseia-se na sua simplicidade, uma vez que permite ao investigador acrescentar um grau de sistema à seleção aleatória dos sujeitos. Outro mérito deste processo de amostragem é a garantia de que a população será objeto de uma amostragem uniforme.

3.6 Recolha de dados

3.6.1 Instrumentos de recolha de dados

Foram recolhidos dados qualitativos e quantitativos de 202 crianças com mais de seis anos de dez instituições de cuidados infantis registadas no condado de Uasin Gishu. Foram utilizados guiões de entrevistas e listas de verificação de observação para recolher dados de crianças órfãs e vulneráveis e de chefes de departamento de dez instituições de acolhimento de crianças em estudo.

Programa da entrevista

Foram utilizados calendários de entrevistas para recolher dados primários de 202 crianças em dez instituições de acolhimento de crianças registadas em no condado de Uasin Gishu. Foram recolhidos os seguintes dados junto da direção da instituição: a idade das crianças e a duração da sua permanência na instituição, enquanto que os seguintes dados foram recolhidos junto das crianças utilizando o programa de entrevistas: lavar a cara todas as manhãs, tomar banho, escovar os dentes, lavar as mãos antes de comer e depois de ir à casa de banho, utilizar lenços de papel, partilhar lenços de papel entre as crianças, queixas de doenças, partilha de lâminas de barbear, ferimentos provocados por equipamentos de jogo, informação sobre exercícios de combate a incêndios entre as crianças, utilizando questionários com programas de entrevistas. Foram entrevistados cinco chefes de secção de cada instituição de acolhimento de crianças, utilizando questionários com horários de entrevista. Cada chefe foi entrevistado na sua área de atividade. Foram entrevistados os seguintes chefes de departamento: proprietários de instituições sobre a razão da génese da instituição, diretores sobre o número de crianças numa instituição e o período de permanência de cada criança numa instituição, utilização de redes mosquiteiras pelos patronos/matronos e sua manutenção, funcionários de campo que deram informações sobre a forma como as crianças brincam nos campos, de acordo com os grupos etários ou não, e as causas dos ferimentos das crianças nos campos enquanto brincam.

Listas de controlo de observação

O método de observação deu ao investigador a oportunidade de ver o que estava a acontecer no terreno e, utilizando uma lista de verificação de observação, recolheu dados primários para o estudo. Através do método de observação, foram recolhidos os seguintes dados: limpeza das crianças, disponibilidade de água e sabão nas casas de banho para lavar as mãos depois de ir à casa de banho, métodos de eliminação de resíduos líquidos utilizados pelas instituições, estado dos equipamentos de jogo das crianças, instalações de segurança existentes, tais como portas de emergência em caso de incêndio, utilização de redes mosquiteiras, limpeza e asseio dos espaços institucionais, casas de banho utilizadas e respectivas condições.

O estudo obteve dados secundários de registos mantidos em instituições de cuidados infantis, especialmente registos sobre diagnósticos de doenças que constituíram uma base importante de recolha de dados.

3.7 Procedimentos de recolha de dados

Quatro investigadores estiveram envolvidos no exercício de recolha de dados, que durou um mês' de 14 de julho de 2010 a 13 de agosto de 2010.

Os instrumentos de investigação foram testados numa instituição de acolhimento de crianças não registada na cidade de Eldoret (instituição de acolhimento de crianças AIPCEA em Shauri) durante um dia, um mês antes da realização do inquérito. O investigador principal coordenou o exercício e foi um dos participantes no exercício de recolha de dados. A recolha de dados em cada instituição começou após a assinatura de um formulário de consentimento por um funcionário administrativo/proprietário da instituição em causa. Os dados qualitativos e quantitativos foram recolhidos com recurso a entrevistas e listas de controlo de observação. Foram utilizados guiões de entrevista para recolher dados dos administradores/proprietários, dos trabalhadores e das crianças.

O estudo envolveu 202 crianças, 50 chefes de secção institucionais que actuaram como informadores-chave de dez infra-estruturas institucionais. Os dados foram resumidos em tabelas, frequências e percentagens.

3.8 Análise de dados

O processo de análise dos dados envolveu a aplicação sistemática de técnicas estatísticas e lógicas para descrever, ilustrar, condensar, recapitular e avaliar os dados. Os dados dos instrumentos de investigação foram analisados qualitativa e quantitativamente. Os dados qualitativos foram analisados utilizando imagens e análise de conteúdo, apresentando a informação através dos objectivos (temas) do estudo. Os dados quantitativos foram analisados através da utilização de estatísticas descritivas e inferenciais. Numa primeira fase, os dados foram organizados e ordenados através da eliminação de erros, codificados e introduzidos no SPSS (Statistical Package for Social Sciences Version 16). Os dados foram analisados através de tabelas de distribuição, frequências, médias e desvio padrão. Os resultados foram apresentados de acordo com os objectivos do estudo . O Qui-Quadrado de Pearson e a Regressão Logística Múltipla (RLM) foram calculados para verificar a existência de uma associação entre as caraterísticas demográficas das crianças relativamente à higiene, ao saneamento, à prevalência de doenças e à sensibilização para as medidas de segurança nas instituições de acolhimento de crianças. O nível de probabilidade foi mantido num intervalo de confiança de 95% ($p<0,05$). Os dados analisados foram apresentados em tabelas de frequência, gráficos de setores, gráficos de barras e formas narrativas de acordo com os objetivos do estudo.

3.9 Considerações éticas

Riscos: Não houve riscos envolvidos neste estudo. Tratou-se de um estudo de inquérito através de questionários com horários de entrevista e listas de controlo de observação.

Benefícios para os inquiridos: Os inquiridos não receberam qualquer remuneração ou incentivo. Os conhecimentos obtidos com este estudo serão úteis para melhorar as condições de saúde ambiental das crianças em instituições de acolhimento de crianças no condado de Uasin Gishu.

Autorização ética: Foi pedida autorização a várias autoridades: IREC (Institute of Research and Ethical Committee) da Universidade de Moi, Ministério do Género, da Criança e do Desenvolvimento Social (Children's Officer) do Condado de Uasin Gishu, Proprietários de Instituições, Crianças com mais de 18 anos, Diretores e Gestores de Instituições para que eu e os meus assistentes pudéssemos recolher dados das crianças e das suas instituições. **Confidencialidade:** Todos os dados e informações obtidos junto das instituições de acolhimento de crianças objeto de estudo deveriam ser utilizados apenas para os fins previstos.

Todas as informações recolhidas e obtidas durante a realização deste estudo foram mantidas confidenciais pelo investigador principal. As informações recolhidas em papel junto das instituições de acolhimento de crianças foram guardadas pelo investigador principal à chave e à chave para salvaguardar a confidencialidade prometida durante o consentimento informado.

A palavra-passe pessoal para proteção de toda a informação foi mantida em segurança pelo investigador principal, juntamente com os dados armazenados em suporte informático, flash-disk e disco compacto.

Resultados: Os resultados deste estudo serão utilizados para uma melhor gestão das instituições de acolhimento de crianças.

CAPÍTULO 4

RESULTADOS DA INVESTIGAÇÃO

4.0 Introdução

Este capítulo apresenta uma análise empírica dos resultados do estudo que foi efectuado em dez instituições de acolhimento de crianças no condado de Uasin Gishu. O estudo entrevistou e observou 202 crianças e infra-estruturas institucionais e os resultados foram resumidos em tabelas e gráficos, como se mostra a seguir. No início de cada resultado é feita uma introdução e, após a apresentação dos resultados, é feita uma interpretação.

4.1 Dados demográficos dos trabalhadores das instituições de acolhimento de crianças Procurou-se obter dados demográficos sobre os trabalhadores das instituições, tendo em conta o género, o estado civil, a idade, o nível de escolaridade e a experiência do trabalhador.

Quadro 4.1 Dados demográficos dos trabalhadores das instituições de acolhimento de crianças

Feminino	24	57.1%
Masculino	18	42.9%
Estado civil:		
Casado	34	83%
Separados	4	9.7%
Individual	2	4.9%
Viúva	1	2.4%
Idade:		
26-35 anos	21	52.5%
36-45 anos	17	42.5%
Mais de 46 anos	2	5%
Primário	31	76%

Secundário			10	24%
Experiência profissional				
4-5 anos	17	59%		
6-7 anos	7	24%		
>8 anos	5	17%		

A investigadora constatou que as instituições de acolhimento de crianças do condado de Uasin Gishu tinham trabalhadoras de meia-idade, alfabetizadas e casadas.

4.1.2 Dados demográficos das crianças

Os dados demográficos das caraterísticas das crianças em estudo incluíam o sexo, a idade, os anos de permanência numa instituição e os seus níveis académicos; a tabela 4.2 apresenta os resultados da seguinte forma

Quadro 4.2 Dados demográficos das crianças em instituições de acolhimento

	Frequência (N-202)	Percentagem
Género		
Masculino	133	65.8%
Feminino	69	34.2%
Idade.		
6-10 anos	60	29.7 %
11-15 anos	75	37.1%
16-20 anos	55	27.2%
>20 anos	12	5.9%
Duração da estadia na instituição de acolhimento.		
<1 ano	24	11.9%
2-5 anos	98	48.5%
6-10 anos	77	38.1%
>10 anos	3	1.5%

A Tabela 4.2 mostra que 133 (65,8%) crianças eram do sexo masculino, enquanto

69 (34,2%) eram do sexo feminino. O estudo revelou que 98,5% das crianças tinham entre 6 e 20 anos de idade, 86,6% das quais tinham estado em instituições entre 2 e 10 anos.

4.1.3. Fontes de água nas instituições de acolhimento de crianças

O investigador constatou que quatro instituições de acolhimento de crianças utilizavam ELDOWAS e furos de água protegidos como fontes de água, três instituições utilizavam água da chuva colhida e poços não protegidos, e três instituições utilizavam apenas ELDOWAS como fonte de água.

Foi efectuada uma comparação para verificar se as fontes de água institucionais estavam associadas a doenças diarreicas e os resultados foram os indicados na Tabela 4.3.

Tabela 4.3 Testes de Qui-Quadrado sobre fontes de água institucionais e doenças diarreicas

	Valor	Df	Asymp. Sig. (2 faces)
Qui-quadrado de Pearson	12.589[a]	2	.002
Probabilidade p=0,002 Rácio	13.678	2	.001
Linear por linear Associação	9.755	1	.002
N.º de casos válidos	42		

a. 0 células (0%) têm uma contagem esperada inferior a 5. A contagem mínima esperada é de 5,50

Os resultados mostraram uma diferença significativa entre as fontes de água institucionais e as doenças diarreicas (p=0,002, x^{*2}=12,589, df=2). Os resultados da tabulação cruzada mostraram que outras fontes de água, para além de Eldowas e furos protegidos, tinham doenças diarreicas, conforme apresentado na Tabela 4.4

Tabela 4.4 Fontes de água institucionais e doenças diarreicas em informadores-chave

Fontes de água			Diarreia		
			Sim	**Não**	**Total**
	ELDOWAS apenas	Contagem	3	8	11
		% dentro de água fonte	27.3%	72.7%	100.0%
	ELDOWAS & Furo protegido	Contagem	5	11	16
		% dentro da fonte de água	31.3%	68.8%	100.0%
	Água da chuva e poços e outros	Contagem	13	2	15
		% dentro da fonte de água	86.7%	13.3%	100.0%
Total		**Contagem**	**21**	**21**	**42**
		% dentro de água fonte	**50.0%**	**50.0%**	**100.0%**

As instituições que utilizaram ELDOWAS como única fonte de água tiveram 3 (27,3%) casos de doenças diarreicas, um problema que pode ter sido causado por contaminação da água ou por qualquer outra fonte de infeção, enquanto as instituições que utilizaram água de ELDOWAS e de furos protegidos tiveram 31,3% de casos de diarreia. As instituições que utilizavam outras fontes (água recolhida da chuva, água de poços não protegidos e outras) tinham 86,7% de casos de diarreia nas fontes de água.

O investigador constatou que as instituições que obtinham água de poços não protegidos (Anexo-V), água da chuva e outras fontes, tinham a maior prevalência de doenças diarreicas; seguidas pelas instituições que obtinham água de ELDOWAS e de poços protegidos. As instituições que utilizaram ELDOWAS como única fonte de água foram as que registaram menos casos de diarreia num ano. O investigador aprendeu que a água estava contaminada desde a sua fonte ou ao longo do seu processo de manuseamento.

Tabela 4.5 Testes de qui-quadrado sobre fontes de água institucionais e doenças diarreicas

	Valor	df	Asymp. Sig. (2 faces)
Qui-quadrado de Pearson	12.589[a]	2	.002
Rácio de verosimilhança	13.678	2	.001
Linear por linear Associação	9.755	1	.002
N.º de casos válidos	42		

a. 0 células (.0%) têm uma contagem esperada inferior a 5. A contagem mínima esperada é 5,50.

Existe uma diferença significativa entre as fontes de água institucionais e as doenças diarreicas (p==0,002, x2=12,589, df=2).

Os resultados da tabulação cruzada mostram que as fontes de água não protegidas (chuva e poços) registaram o maior número de casos de diarreia nas instituições de acolhimento de crianças no condado de Uasin Gishu.

4.2 Condições de higiene e saneamento nas instituições de acolhimento de crianças

Este foi o primeiro objetivo do estudo que procurou examinar as condições de higiene e saneamento das instituições de acolhimento de crianças. O estudo analisou o hábito das crianças de tomarem banho e mudarem de roupa, de lavarem as mãos depois de irem à casa de banho e de usarem sabão para lavarem as mãos depois de irem à casa de banho.

4.2.1 O asseio das crianças

Foi pedido às crianças que indicassem o número de vezes que tomavam banho por dia, lavavam a cara, escovavam os dentes e mudavam de roupa depois do banho.

O estudo estabeleceu que as crianças que mantinham a limpeza (tomavam banho, lavavam a cara, escovavam os dentes frequentemente e mudavam de roupa depois do banho) eram 90,1%, enquanto 9,9% não estavam limpas.

4.2.2 Idade das crianças e limpeza

O investigador descobriu que o asseio das crianças aumenta com a idade.

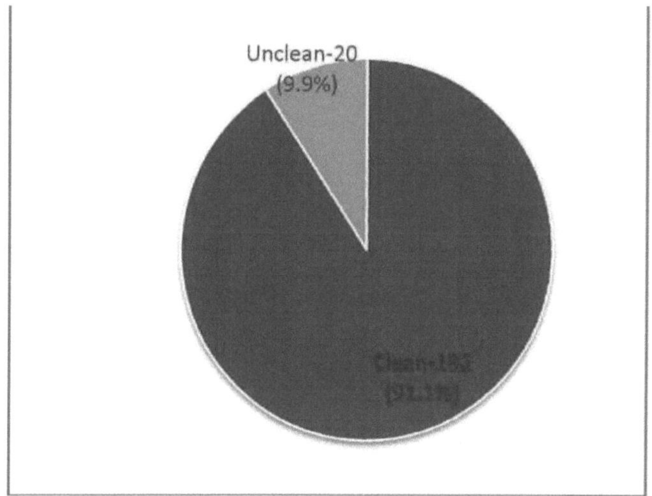

Figura 4.1 O asseio das crianças (N-202)

A análise do qui-quadrado sobre a idade da criança versus o estado de limpeza, com um nível de confiança de 95%, mostrou uma relação significativa (x^2=7,926, df=3 e p=0,048) entre a idade da criança e o estado de limpeza. Os resultados foram apresentados nas Figuras 4.2 e na Tabela 4.6.

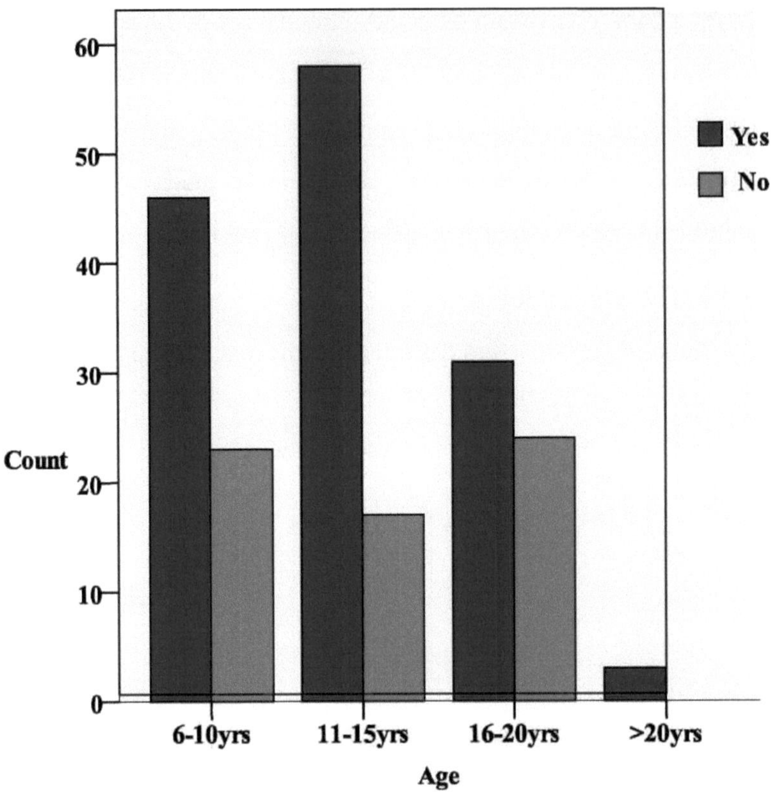

Figura 4.2 Idade e grau de limpeza das crianças em %

O investigador verificou que existe uma relação entre a idade das crianças e o seu asseio. O asseio das crianças aumenta com a idade.

Quadro 4.6 Perfil demográfico e de limpeza das crianças

	Qui-quadrado de Pearson	**df**	**Asymp (Asymp. Sig. (2 lados)**
Número de anos vividos na ICC	17.306	3	0.001
Idade	21.784	3	0.001
Género	5.760	1	0.016

Verificou-se uma relação significativa ($p<0,05$) entre o estado de limpeza das crianças e a duração da estadia da criança numa instituição.

4.2.3 Género e limpeza das crianças

O investigador descobriu que o rácio de limpeza das crianças do sexo masculino e feminino era de 1:2, conforme apresentado na Tabela 4.7.

Quadro 4.7 Comparação entre o género das crianças e o seu estado de limpeza

		Estado de limpeza das crianças (N-202)		
Género		**Limpo**	**Impuro**	**Total**
Masculino	Contagem	115	18	133
	% dentro de Género	86.5%	13.5%	100.0%
Feminino	Contagem	67	2	69
	% dentro de Género	97.1%	2.9%	100.0%
Total	**Contagem**	**182**	**20**	**202**
		90.1%	**9.9%**	**100.0%**

A investigadora verificou que 97,1% das crianças do sexo feminino tomavam banho e mudavam de roupa, ao contrário de 86,5% das crianças do sexo masculino. Houve uma relação significativa (x^2=5,760, df=1 e p=0,016) entre o género e o asseio das crianças, como mostra a Tabela 4.6.

4.2.2 Lavagem das mãos das crianças depois da casa de banho

A lavagem das mãos após a ida à casa de banho/latrina é importante para evitar a transmissão de doenças fecal-orais. O investigador analisou a lavagem das mãos das crianças após os procedimentos na casa de banho e os resultados são apresentados na Figura 4.4.

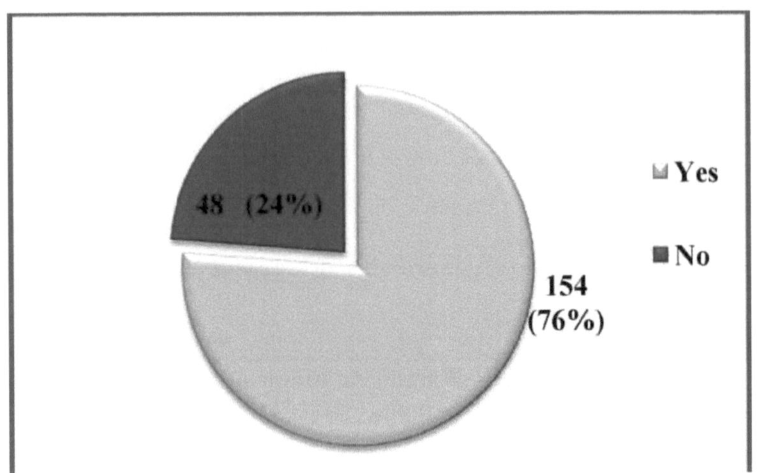

Figura 4.3 Lavagem das mãos depois da casa de banho

A análise dos dados indicou que um quarto (24%) das crianças em instituições de acolhimento não lavava as mãos depois de ir à casa de banho.

4.2.3 A idade das crianças e a lavagem das mãos depois da casa de banho

Quadro 4.8 Lavagem das mãos depois da casa de banho, por idade

			Lavagem das mãos depois da casa de banho (N-202)		
			Mãos lavadas	Fez não lavar	Total
Idade	6-10 anos	Contagem	31	38	69
		% dentro da idade	44.9%	55.1%	100.0%
	11-15 anos	Contagem	49	26	75
		% dentro da idade	65.3%	34.7%	100.0%
	16-20 anos	Contagem	47	8	55
		% dentro da idade	85.5%	14.5%	100.0%
	>20	Contagem	3	0	3

anos				
	% dentro da idade	100.0%	.0%	100.0%
Total	**Contagem**	**130**	**72**	

		Lavagem das mãos depois da casa de banho (N-202)		
		Mãos lavadas	**Fez não lavar**	**Total**
Idade 6-10 anos	Contagem	31	38	69
	% dentro da idade	44.9%	55.1%	100.0%
11-15 anos	Contagem	49	26	75
	% dentro da idade	65.3%	34.7%	100.0%
16-20 anos	Contagem	47	8	55
	% dentro da idade	85.5%	14.5%	100.0%
>20 anos	Contagem	3	0	3
	% dentro da idade	100.0%	.0%	100.0%
Total	**Contagem**	**130**	**72**	
	% dentro de Idade	**64.4%**	**35.6%**	**100.0%**

O investigador reafirmou que a prática de lavar as mãos das crianças depois de irem à casa de banho melhorou com o aumento da idade das crianças.

4.2.4 Lavar as mãos com sabão depois de ir à casa de banho e durante o período em que a criança esteve numa CCI.

Tabela 4.9 Lavagem das mãos com sabão depois da casa de banho e período de permanência na ICC.

Período em CCI		Utilização de sabão na lavagem das mãos Sim	Não
<1 ano	Contagem	(12)	(12)
	% durante o período estiveram na ICC	50.0%	50.0%
2-5 anos	Contagem	(57)	(41)
	% durante o período estiveram na ICC	58.2%	41.8%
6-10 anos	Contagem	(58)	(19)
	% durante o período estiveram na ICC	75.3%	24.7%
>10 anos	Contagem	(3)	(0)
	% durante o período estiveram na ICC	100.0%	0%
Total	**Contagem**	**(130)**	**(72)**
64.4%			**35.6%**

Foi feita uma comparação por um investigador para verificar se havia diferenças significativas entre a idade das crianças e a utilização de sabão na lavagem das mãos depois de irem à casa de banho. Os resultados foram os seguintes Figura 4.5

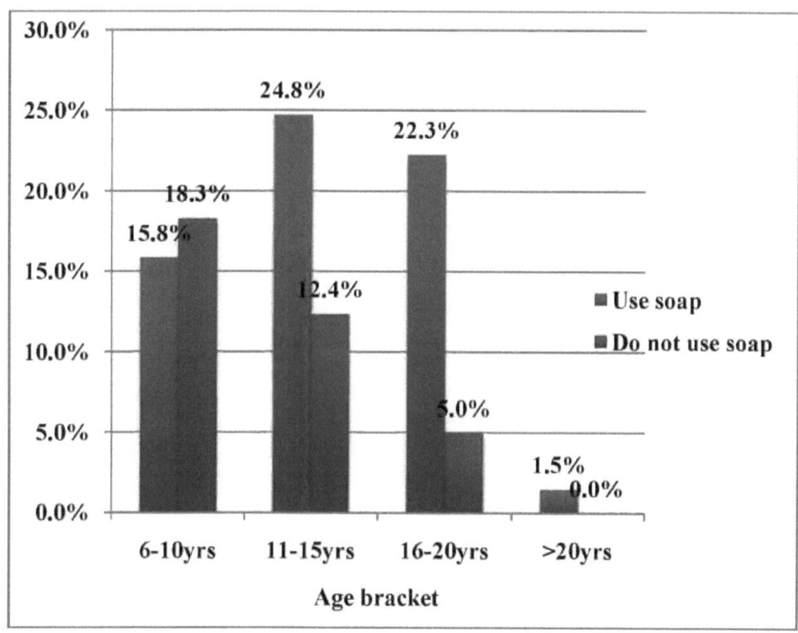

Figura 4.4: Idade das crianças e utilização de sabão na lavagem das mãos depois da casa de banho (%)

O investigador constatou que as crianças com idades compreendidas entre os 11 e os 15 anos utilizavam mais o sabão para lavar as mãos depois de irem à casa de banho do que todas as outras faixas etárias.

4.2.5 Relação entre o género e a utilização de sabão na lavagem das mãos após a ida à casa de banho

Os dados recolhidos sobre a utilização de sabão na lavagem das mãos após a análise das casas de banho são apresentados na tabela 4.10.

Tabela 4.10 Género e utilização de sabão na lavagem das mãos depois da casa de banho

	Utilização de sabão na lavagem das mãos depois da casa de banho	Total

			Sim	Não	
Género	Homem:	Contagem	72	61	133
		% dentro de Género	54.1%	45.9%	100.0%
	Feminino:	Contagem	58	11	69
		% dentro de Género	84.1%	15.9%	100.0%
Total		Contagem	130	72	202
		% dentro de Géneros	64.4%	35.6%	100.0%

Os resultados analisados indicaram que 84,1% das crianças do sexo feminino usavam sabão para lavar as mãos depois de irem à casa de banho, em comparação com 54,1% das crianças do sexo masculino. A análise do qui-quadrado das variáveis demográficas em relação à lavagem das mãos com sabão é apresentada na Tabela 4.11.

Tabela 4.11 Lavagem das mãos com sabão depois da casa de banho, por sexo, idade e duração da estadia da criança numa ICC.

Dados demográficos	**Pearson's Chi Valor quadrado**	**df**	**Asymp. Sig. (2 faces)**
Género	17.733[a]	1	0.001
Idade das crianças	18.871[a]	3	0.001
Período em que estiveram nas ICC	9.495[a]	3	0.023

Verificou-se uma diferença significativa (p<0,05) entre as informações demográficas e o hábito das crianças de lavar as mãos com sabão. As crianças do sexo feminino utilizaram mais sabão para lavar as mãos depois da casa de banho do que os rapazes. Houve uma relação significativa entre o género e o uso de sabão (x^2=17,733, df=1 e p=0,001). Também existe uma relação significativa entre a idade das crianças 2

(x^2=18,87, df=3 e p=0,001) e utilização de sabão na lavagem das mãos após a casa de banho. O estudo concluiu que as crianças mais velhas lavavam as mãos com sabão mais frequentemente depois de irem à casa de banho do que as crianças mais novas. Quanto mais tempo a criança fica numa instituição, mais aprende a usar sabão para lavar as mãos.

4.2.5 Relação entre a lavagem das mãos das crianças e a diarreia

Foi efectuada uma análise de regressão logística binária para determinar a relação entre a lavagem das mãos e as doenças diarreicas nas crianças e os resultados são apresentados na Tabela 4.12.

Tabela 4.12 Relação entre a lavagem das mãos das crianças e a diarreia

							95% C.I. EXP(B)	
	B	S.E.	Wald	df	Sig.	Exp(B)	Inferior	Superior
Rotina da etapa 1ª 1	-1.831	1.024	3.195	1	.074	.160	.022	1.193
Constante	-.129	1.107	.014	1	.907	.879		

Variável(eis) introduzida(s) na etapa 1: rotina 1Número de Casos válidos 202

Os resultados indicaram que não havia uma relação significativa entre a lavagem rotineira das mãos das crianças antes de comer e a diarreia a 95% de IC (0,160 e 0,022-1,193).

Verificou-se uma significância marginal entre a lavagem das mãos e a prevalência de doenças diarreicas.

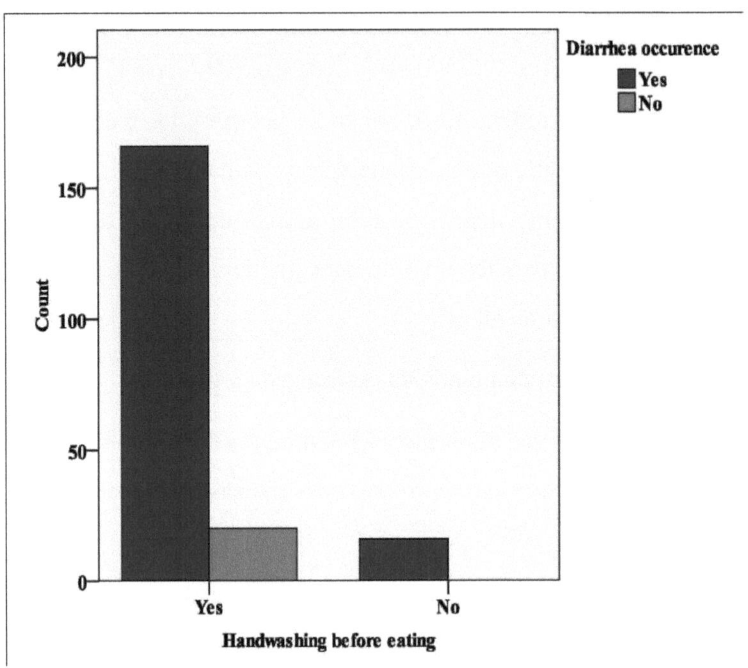

Figura 4.5 Associação entre a lavagem das mãos antes de comer e a diarreia

O estudo estabeleceu que a maioria das crianças em instituições de cuidados infantis lavava as mãos antes de comer.

4.3 Problemas de saúde nas instituições de acolhimento de crianças do condado de Uasin Gishu

Este é o segundo objetivo do estudo, que procurou determinar os problemas de saúde ambientais comuns com que as crianças se deparam quando estão em instituições de acolhimento de crianças no Condado de Uasin Gishu. A Figura 4.6 mostra a prevalência de problemas de saúde nas instituições de acolhimento de crianças no Condado de Uasin Gishu.

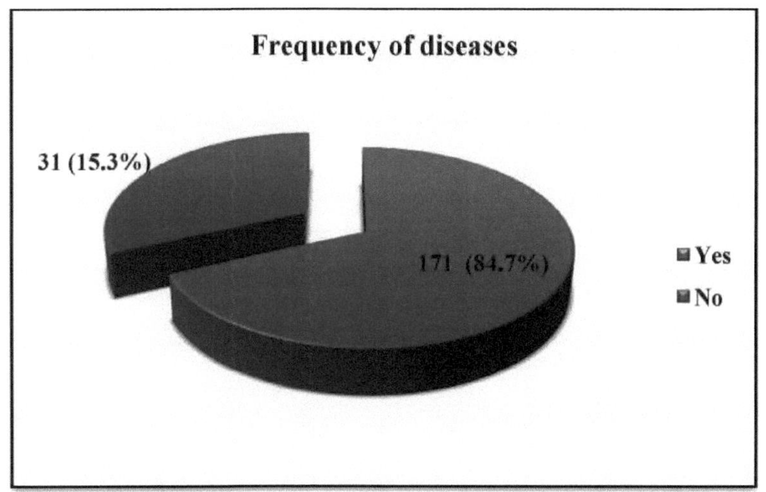

Figura 4.6 Frequência das doenças

O gráfico circular mostra que 171 (84,7%) crianças adoeceram pelo menos uma vez por ano, enquanto 31 (15,3%) não adoeceram enquanto estiveram em instituições de acolhimento. Os registos mostram as percentagens de infeção por várias doenças nas instituições de acolhimento de crianças.

Malária 67 (39,1%),

URTI 61 (35,7%),

Diarreia 41 (24%), Doença de pele 2 (1,2%).

O quadro 4.13 mostra a idade e a frequência da taxa de infecções ambientais nas instituições de acolhimento de crianças do condado de Uasin Gishu.

Quadro 4.13 Idade e frequência da taxa de infeção por doenças ambientais (N-202)

		Problemas de saúde		
Idade		**Sim**	**Não**	**Total**
6-10 anos em	Contag	67	2	69

	% dentro Idade de	97.1%	2.9%	100.0%
11-15 anos	Contagem	61	14	75
	% dentro Idade de	81.3%	18.7%	100.0%
16-20 anos	Contagem	41	14	55
	% dentro Idade de	74.5%	25.5%	100.0%
>20 anos	Contagem	2	1	3
	% dentro Idade de	66.7%	33.3%	100.0%
Total	**Contagem**	**171**	**31**	**202**
	% dentro Idade de	**84.7%**	**15.3%**	**100.0%**

O estudo estabeleceu que a maioria das infecções ambientais era comum em crianças com menos de 15 anos. As infecções diminuíam à medida que a idade das crianças aumentava. A análise do qui-quadrado, calculada com um nível de significância de 95%, para determinar a associação entre a idade das crianças, o género e o número de anos que uma criança viveu numa instituição de cuidados infantis e a taxa de prevalência das doenças, é apresentada no Quadro 4.14 abaixo.

Quadro 4.14 Associação entre as caraterísticas demográficas das crianças e a sua frequência de doença

	Quadrado Chi- de Pearson	**df**	**(Asymp. Sig. (2 faces)**
Número de anos vividos na ICC	12.615	3	0.006
Idade	13.939	3	0.003

Género	9.305	1	0.002

A análise do estudo indicou que existia uma relação significativa (x^2=12,615, df=3 e p=0,006) entre a duração da permanência da criança numa instituição e a frequência da infeção. Verificou-se uma diferença significativa (x^2=13,939, df=3 e p=0,003) entre a idade da criança e a frequência da infeção. Quanto mais nova a criança, maior a taxa de infeção. Verificou-se uma relação significativa (x^2=9,305, df=1 e p=0,002) entre o género e a frequência de infeção.

O investigador verificou que a malária era a principal doença na maioria das instituições de acolhimento de crianças, com 39,2%, seguida das infecções do trato respiratório superior, com 35,7%, da diarreia, com 24%, e das doenças de pele, com 1,2%. A comparação entre o género e a taxa de infeção por malária foi analisada e os resultados apresentados como se segue.

Figura 4.7 Comparação entre taxa de infeção por paludismo e género

Neste estudo, 69,8% das crianças em instituições de cuidados infantis sofreram de malária num ano, em comparação com 30,2% das crianças que não foram infectadas num ano. A análise do qui-quadrado revelou uma relação significativa entre o género (x^2=8,768 df=1 e p=0,003) e a taxa de infeção por malária.

A malária teve uma taxa de infeção de 50,5% em crianças do sexo masculino, em comparação com 19,3% em crianças do sexo feminino. Houve uma associação entre a prevalência da malária e as caraterísticas demográficas dos inquiridos, como se mostra na Tabela 4.15.

Quadro 4.15 Perfil demográfico dos inquiridos e infeção por paludismo

Caraterística	Qui-quadrado de Pearson	df	(Asymp. Sig. (2 faces)
Número de anos vividos na ICC	5.692	3	0.128
Idade	13.787	3	0.003
Género	8.768	1	0.003

A análise mostrou uma relação significativa entre a idade das crianças (x^2=13,787, df=3 e p=0,003) e a malária. Observou-se no estudo que, à medida que a idade das crianças aumentava, a incidência de paludismo diminuía. Não houve qualquer relação entre as infecções por malária e a duração da estadia da criança numa instituição (p>0,05).

4.3.1 Prevenção da malária nas creches com redes mosquiteiras

Foi feita uma comparação entre a utilização de redes mosquiteiras e a taxa de infeção por paludismo. Os resultados foram os indicados no quadro 4.16 abaixo.

Quadro 4.16 Prevenção de infecções por paludismo (N-202)

			Infeção por malári a	a n	
			Sim	**Não**	**Total**
Usado	Sim	Contagem	121	59	180

mosquiteiros		% de utilização de redes mosquiteiras	67.2%	32.8%	100.0%
	Não	Contagem	20	2	22
		% de utilização de mosquiteiros	90.9%	9.1%	100.0%
Total		**Contagem**	**141**	**61**	**202**
		% de utilização de redes mosquiteiras	**69.8%**	**30.2%**	**100.0%**

A análise do qui-quadrado mostrou uma relação significativa (x^2=5,218, df=1 e p=0,022) entre a utilização de redes mosquiteiras e a prevalência de infecções por malária.

O estudo revelou que as instituições cujas crianças usavam redes mosquiteiras tinham reduzido os casos de infeção por malária.

4.3.2 Relação entre tosse com dor de garganta e idade da criança

Foi efectuada uma comparação para estabelecer a relação entre a tosse das crianças com dor de garganta e a idade das crianças Quadro 4.17.

Tabela 4.17 Tabulação cruzada da tosse com dor de garganta (ITU) e idade das crianças - (N-202)

			Tosse com dor		
			Sim	**Não**	**Total**
	6-10-anos	Contagem	61	8	69
		% Idade dentro de	88.4%	11.6%	100.0%
	11-15 anos	Contagem	70	5	75
		% Idade dentro de	93.3%	6.7%	100.0%
Idade	16-20 anos	Contagem	49	6	55

		% Idade dentro de	89.1%	10.9%	100.0%
	>20 anos	Contagem	2	1	3
		% Idade dentro de	66.7%	33.3%	100.0%
Total		**Contagem**	**182**	**20**	**202**

			Tosse com dor		
			Sim	**Não**	**Total**
Idade	6-10-anos	Contagem	61	8	69
		% dentro de Idade	88.4%	11.6%	100.0%
	11-15 anos	Contagem	70	5	75
		% dentro de Idade	93.3%	6.7%	100.0%
	16-20 anos	Contagem	49	6	55
		% dentro de Idade	89.1%	10.9%	100.0%
	>20 anos	Contagem	2	1	3
		% dentro de Idade	66.7%	33.3%	100.0%
Total		**Contagem % dentro de**	**182**	**20**	**202**

Caraterísticas	Valor	df	
Qui-quadrado de Pearson	2.866a	3	
Razão de verosimilhança Linear por Linear	2.215	3	
Associação	.264	1	
N de casos válidos			

		202	
Caraterísticas	Valor	df	

			Tosse com dor		
			Sim	**Não**	**Total**
Idade	6-10-anos	Contagem	61	8	69
		% dentro de Idade	88.4%	11.6%	100.0%
	11-15 anos	Contagem	70	5	75
		% dentro de Idade	93.3%	6.7%	100.0%
	16-20 anos	Contagem	49	6	55
		% dentro de Idade	89.1%	10.9%	100.0%
	>20 anos	Contagem	2	1	3
		% dentro de Idade	66.7%	33.3%	100.0%
Total		**Contagem**	**182**	**20**	**202**

Qui-quadrado de Pearson	2.866a	3	.413
Razão de verosimilhança Linear por Linear	2.215	3	.529
Associação	.264		
N de casos válidos		202	

O estudo revelou que a tosse com dor de garganta diminui com a idade. As crianças com idades compreendidas entre os 6 e os 10 anos tiveram uma taxa de infeção de 88,4%, as de 11 a 15 anos de 93,3%, as de 16 a 20 anos de 89,1% e as de mais de 20 anos de 66,7% de taxa de infeção das vias respiratórias superiores. O investigador constatou que a tosse com dor de garganta diminuiu com a idade.

Análise de Chi -squire da tosse com dor na garganta

Testes de qui-quadrado

Caraterísticas	Valor	df	Sig. assimétrico (2 lados)
Qui-quadrado de Pearson	2.866a	3	.413
Razão de verosimilhança Linear por Linear	2.215	3	.529
Associação	.264	1	.607
N de casos válidos		202	

2 células (25,0%) têm um valor esperado inferior a 5. A contagem mínima esperada é .28

A análise do qui-quadrado não revelou uma relação significativa (x^2=2,866, df=3 e p=0,413) entre a idade e a tosse com dor de garganta (ITU).

4.3.3 Doenças diarreicas" nas instituições de acolhimento de crianças

A diarreia é um problema de saúde comum associado às crianças e é transmitida através da contaminação fecal-oral, quer através de alimentos quer de fontes de água.

Os resultados analisados mostraram que a diarreia é um problema de saúde comum que foi observado em 90,1% das crianças em instituições de cuidados infantis, em oposição a 9,9% que não tinham tido diarreia. Foi efectuado um estudo comparativo para verificar se existiam diferenças entre os sexos e a prevalência da diarreia nas instituições de acolhimento (Fig. 4.8).

Figura 4.8 Género das crianças e prevalência da diarreia

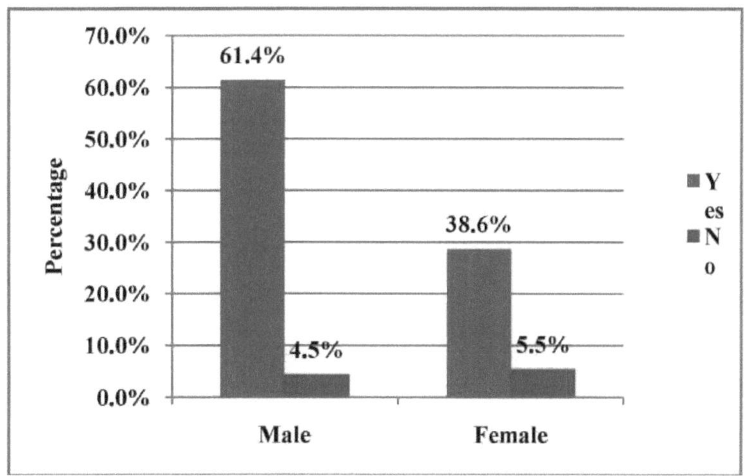

A análise do qui-quadrado estabeleceu que existia uma relação significativa (x^2=4,287, df=1 e p=0,038) entre o género e a prevalência de diarreia de 61,4% nas crianças do sexo masculino em comparação com 38,6% nas do sexo feminino. Isto pode dever-se ao facto de as raparigas observarem mais a limpeza do que os rapazes.

A análise do qui-quadrado mostrou uma relação significativa (x^2=9,114, df=3 e p=0,028) entre a idade das crianças e as doenças diarreicas. À medida que a idade das crianças aumenta, as doenças diarreicas diminuem, exceto entre os 11 e os 15 anos, que indicam um ligeiro aumento dos casos de diarreia. O investigador verificou que entre os 6-10 anos (91,3%), os 11-15 anos (96%), os 16-20 anos (81,8%) e, por último, mais de 20 anos (66,7%) registaram casos de diarreia.

A Tabela 4.18 mostra que existe uma relação entre a idade das crianças e as doenças diarreicas.

Tabela 4.18 Idade das crianças e doenças diarreicas (N-202)

	Diarreia		
	Sim	**Não**	**Total**

6-10-anos	Contagem	61	8	69
	%dentro da idade	88.4%	11.6%	100.0%
11-15 anos	Contagem	70	5	75
	%dentro da idade	93.3%	6.7%	100.0%
16-20 anos	Contagem	49	6	55
	%dentro da idade	89.1%	10.9%	100.0%
>20-anos	Contagem	2	1	3
	%dentro da idade	66.7%	33.3%	100.0%
Contagem		**182**	**20**	**202**
% dentro da idade		**90.1%**	**9.9%**	**100.0%**

4.3.4 Infecções cutâneas em instituições de acolhimento de crianças

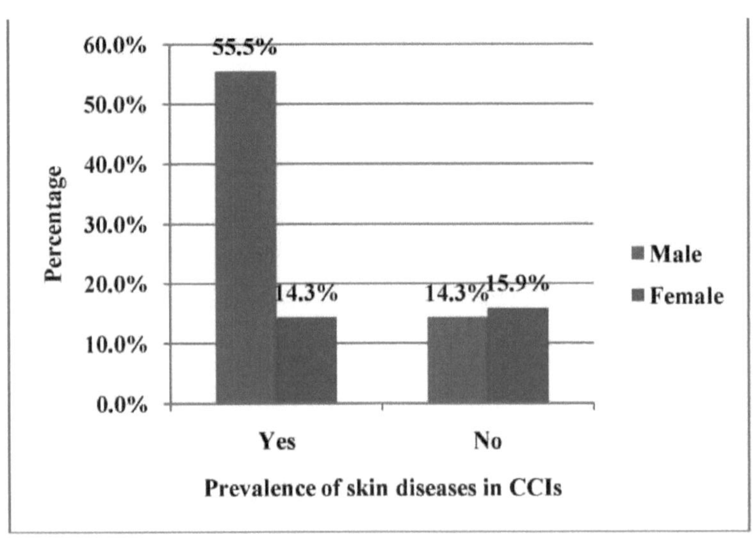

Figura 4.9 Infecções cutâneas em instituições de cuidados infantis (N-202)

As infecções cutâneas são comuns nas crianças. Estas doenças são transmitidas através da partilha de objectos pessoais, como o vestuário, e da não observância do asseio geral do corpo.

As infecções cutâneas foram mais elevadas (55,5%) nos rapazes do que nas raparigas (14,3%). O cálculo do qui-quadrado mostrou que existia uma relação significativa entre o género (x^2=8,768 df=1 e p=0,003) e a prevalência das infecções cutâneas.

O investigador aprendeu que as doenças de pele eram mais prevalecentes nas crianças do sexo masculino do que nas do sexo feminino, uma situação que poderia dever-se à disparidade de limpeza entre rapazes e raparigas. O estudo constatou que os rapazes sofrem mais contusões, doenças e lesões cutâneas. A análise do qui-quadrado foi calculada para determinar se havia uma associação entre o perfil demográfico das crianças e a ocorrência de doenças de pele. Os resultados estão ilustrados na (Tabela 4.22).

Quadro 4.19 Perfil demográfico das doenças de pele das crianças

Caraterísticas	Qui-quadrado de Pearson	df	(Asymp. Sig. (2 faces)
Número de anos vividos na ICC	5.692	3	0.128
Idade	13.787	3	0.003
Género	8.768	1	0.003

Os resultados mostraram uma relação significativa entre a idade das crianças (x^2=13,787, df=3 e p=0,003) e as doenças de pele. As doenças de pele nas instituições de acolhimento de crianças diminuíram com o aumento da idade das crianças. O número de anos que uma criança permaneceu numa instituição e as doenças de pele não foram significativos (p>0,05).

4.4 Medidas de segurança nas instituições de acolhimento de crianças

Esta secção abordou o último objetivo do estudo, que procurava avaliar as medidas de segurança em vigor nas instituições de acolhimento de crianças. As medidas de segurança neste estudo incluíam avaliar se as instituições de acolhimento de crianças tinham portas de saída de emergência nas instituições, a segurança dos equipamentos de jogo e se os extintores de incêndio estavam disponíveis e operacionais.

4.4.1 Sensibilização para a segurança

O investigador procurou saber se as crianças das instituições de acolhimento tinham algum conhecimento sobre as medidas de segurança a tomar em caso de incêndio. Os resultados foram apresentados na (Figura 4.10)

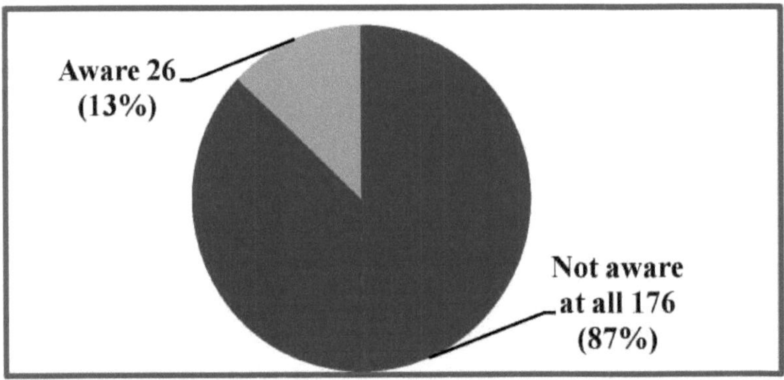

Figura 4.10 Sensibilização para a segurança

As crianças (87%) nas instituições de acolhimento não tinham conhecimento de quaisquer medidas de segurança em caso de emergência. Apenas 13% das crianças tinham conhecimento das medidas de segurança que poderiam adotar em caso de emergência enquanto estivessem nas instituições. A análise do qui-quadrado, com um nível de confiança de 95% e 8 graus de liberdade, não revelou diferenças significativas ($p>0,05$) entre as caraterísticas demográficas e o conhecimento das medidas de segurança e dos procedimentos de emergência das crianças (Tabela 4.20).

Quadro 4.20 Resultados da análise do qui-quadrado sobre a consciencialização das crianças relativamente às medidas de segurança nas

instituições de acolhimento de crianças

Crianças	Quadrado Chi-de Pearson	Df	Assimp. Sig. (2-lado)
Número de anos vividos em CCI	1.832	3	0.608
Idade	2.330	3	0.507
Género	1.909	1	0.167

As variáveis demográficas analisadas sobre as medidas de segurança das crianças nas instituições de acolhimento de crianças podem prever ainda mais a sua consciencialização. Foram efectuadas regressões logísticas múltiplas para determinar um efeito significativo das variáveis independentes na sensibilização para os procedimentos de segurança, como se mostra na Tabela 4.21

Quadro 4.21Regressão logística múltipla para o efeito das variáveis demográficas nos procedimentos de medidas de segurança

		B	S.E.	Wald	Df	Sig.	OU	95% C.I. para OR Inferior	Superior
Etapa 1ª	género(1)	.532	.441	1.456	1	.228	1.703	.717	4.044
	Idade	-.083	.408	.042	1	.838	.920	.414	2.046
	Período em CCI'S	.272	.431	.400	1	.527	1.313	.565	3.053
	Constante	1.658	.901	3.384	1	.066	5.250		

Variável(eis) introduzida(s) na etapa 1: sexo, idade, maior tempo de permanência na instituição, classe.

A regressão logística múltipla mostrou todas as variáveis constantes, género, idade, período em que a criança esteve numa instituição de cuidados infantis não foram factores de previsão significativos da sensibilização para as medidas de segurança nas instituições de acolhimento de crianças (p>0,05). Nenhuma das variáveis demográficas foi associada à consciencialização da segurança das crianças nas instituições de acolhimento.

4.4.2 Procedimentos de sensibilização para a fuga de emergência

Foi perguntado aos alunos se tinham conhecimento de quaisquer procedimentos de exercícios de segurança contra incêndios que são utilizados durante os períodos de emergência e de socorro rápido e os resultados são ilustrados na Figura 4.11.

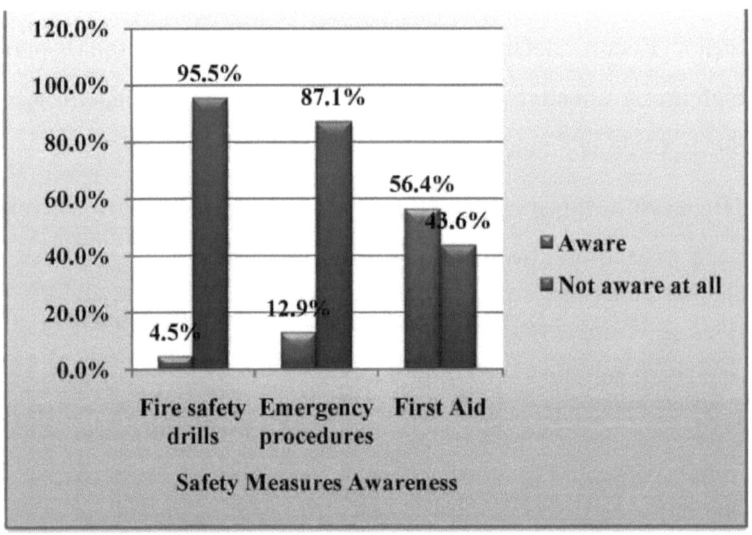

Figura 4.11Sensibilização das crianças para os procedimentos de emergência

Os resultados da Figura 4.11 mostram que apenas 9 (4,5%) crianças tinham conhecimento dos exercícios de segurança contra incêndios {como escapar em caso de incêndio e como utilizar corretamente as portas de saída em caso de emergência}. O investigador verificou que 95,5% das crianças das instituições de acolhimento não tinham conhecimento dos exercícios de segurança contra incêndios.

Quadro 4.22 Segurança nos campos de jogos (N-10)

Instalações	Estado	Frequência	Percentagem
Equipamento de jogo fornecido	Bem conservado	3	30%
Equipamento de jogo fornecido	Não bem mantido	2	20%
Crianças agrupadas em grupos etários	Não agrupado	3	30%
Adultos-supervisores	Não fornecido	2	20%
Total		10	100%

Três instituições de acolhimento tinham agrupado as suas crianças de acordo com a sua idade grupos, tendo duas instituições disponibilizado supervisores adultos.

O investigador observou que 5/10 instituições tinham equipamentos de jogo em bom estado de conservação, enquanto 80% (n-8) das instituições de acolhimento de crianças tinham equipamentos de combate a incêndios em bom estado de conservação.

Quadro 4.23 Adequação das instalações em todas as estruturas de acolhimento de crianças (N-10)

Instalações	Adequado: Frequência	Inadequado: Frequência	Não disponível: Frequência	Total
Cozinha	6	4	-	10
Dormitório	7	3	-	10
Casas de banho ou latrina	7	3	-	10
Camas	7	3	-	10
Parques infantis e equipamentos de	7	3	-	10

jogo				
Lojas de produtos alimentares	6	3	1	10
Estabelecimento médico	4	1	5	10
Depósito de água	6	4	-	10
Fossa de compostagem ou caixotes de lixo	6	1	3	10
Vedação em todo o lado	5	5	-	10
o complexo Portão fixo com vigia	5	5	-	10
Urinóis	8	2	-	10
Médico	4	0	6	10
laboratório Fogo	8	0	2	10
extintores				
Ponto de encontro	2	2	6	10
Saídas de emergência	1	7	2	10
Emergência	1	3	6	10
sinais				
Alarmes de segurança	4	-	6	10

Os resultados mostram que algumas instalações não estavam disponíveis em algumas instituições. Instalações como saídas de emergência (8/10), sinais de saída de emergência (6/10) para indicar a direção de saída em caso de incêndio no edifício, laboratório médico (6/10) e instalações médicas (5/10).

4.4.3 Situação das instalações nas instituições de acolhimento de crianças

A observação dos estabelecimentos das instituições mostrou que as instituições de acolhimento de crianças visitadas foram registadas com muitas delas tendo um bom estado de instalações, como resumido na Tabela 4.24.

Quadro 4.24Estado das instalações (N-10)

	Bom	Justo	Pobres	Total
Vestir as crianças	7	3	-	10
Calçado de criança sapatos estatuto	5	5	-	10
Limpeza da cozinha	6	4	-	10
Dormitórios limpeza	6	4	-	10
O estado da roupa de cama	9	1	-	10
Casas de banho ou latrinas limpeza	7	3	-	10
Disponibilidade de urinóis para rapazes	6	4	-	10
Bemvedado composto	5	5	-	10
Disponibilidade de Medidas de segurança	5	5	-	10
Situação do abastecimento de água	7	3	-	10
Situação dos esgotos sistema	6	4	-	10
Composto de disponibilidade fossa ou caixotes de lixo	5	5	-	10

As casas de banho e os urinóis eram adequados de acordo com as normas de Spere, com menos de 20 rapazes/casa de banho para os homens e menos de 15 raparigas por casa de banho (Spere, 2004). Os resultados mostraram que a maior parte das instalações estavam disponíveis, limpas e eram adequadas.

CAPÍTULO 5

DISCUSSÃO DOS RESULTADOS

5.1 Introdução

O quinto capítulo inclui a discussão dos resultados da investigação para os decisores políticos e a área para investigação futura. A discussão do estudo baseou-se nos seguintes objectivos específicos.

1. Avaliação das condições de higiene e saneamento nas instituições de acolhimento de crianças
2. Determinação dos problemas de saúde comuns nas instituições de acolhimento de crianças
3. Análise das medidas de segurança em vigor nas instituições de acolhimento de crianças

5.2 Dados demográficos do inquirido

Nas instituições de acolhimento de crianças de Uasin Gishu em estudo, havia 65,8% de crianças do sexo masculino e 34,2% do sexo feminino. Muitas destas crianças (199) tinham menos de 20 anos de idade e estavam nestas instituições há 2-10 anos. A maioria delas tinha menos de sete anos de escolaridade. Havia mais crianças do sexo masculino do que do sexo feminino nas instituições de acolhimento de crianças de Uasin Gishu. A maior parte destas crianças tinha menos de sete anos de escolaridade; isto pode dever-se ao facto de os rapazes serem naturalmente mais desviantes e de a maior parte deles abandonar as suas casas mais cedo para irem para a cidade à procura de um ambiente mais amigável onde possam satisfazer todas as suas necessidades atempadamente (Wingard, D.1984).

A maior parte das raparigas são usadas por familiares próximos como ajudantes domésticas ou são facilmente alugadas. As raparigas são facilmente acolhidas pelos familiares mais próximos que sabem que, quando se casarem, a riqueza do preço da noiva lhes pertencerá. Sabe-se que as raparigas não ficam muito tempo com os familiares mais próximos porque estes casam mais depressa e dão-lhes o dote (riqueza), ao contrário dos rapazes que são fiáveis para com quem cuida deles. Devido a estes factores, as raparigas não são muitas nas instituições de acolhimento de crianças, pois muitas delas acabam por tomar conta dos seus irmãos mais novos em casa dos pais, sob a orientação de familiares próximos (Ayieko, M., 1998).

A maior parte das raparigas acaba por se tornar responsável muito cedo ou são empregadas como criadas e os seus cuidadores ficam com o dinheiro. Ao contrário de um rapaz, que se torna desviante numa idade precoce e foge para a rua por causa dos grupos de pares (Ayieko, 1998).

A distribuição demográfica das crianças nas instituições de acolhimento de Uasin Gishu por idade é a seguinte. As idades entre os 6 e os 10 anos são 69 (29,7%), entre os 11 e os 15 anos são 75 (37,1), entre os 16 e os 20 anos são 55 (27,2%) e acima dos 20 anos são 3 (6%).

O estudo revelou que um elevado número de crianças em instituições de acolhimento se encontrava no início da adolescência. Este é o período em que a maioria das crianças se confunde devido a alterações hormonais e é a altura em que é necessária muita orientação. Uma vez que estas crianças não têm pais, qualquer castigo corretivo que lhes seja aplicado pelo seu encarregado de educação pode facilmente levá-las a sair de casa para uma aterragem suave noutro local, onde a opção ideal seria a rua. Relativamente à duração da estadia das crianças na instituição, a maioria das crianças (98 (48,5%) esteve em instituições de acolhimento durante 2 a 5 anos, tendo as restantes estado em ICCs durante mais de 5 anos. O investigador constatou que 202 (100%) crianças frequentavam a escola; 150 (74,3%) no ensino primário e 5 (2,5%) alunos no ensino secundário.

O estudo revelou que 63,6% das crianças estavam abaixo do padrão seis, o que significa que a maioria das crianças em instituições de acolhimento estava atrasada nos estudos em comparação com a sua idade.

As instituições de acolhimento de crianças no condado de Uasin Gishu tinham (23,8%) cuidadoras de meia-idade, alfabetizadas, casadas e com filhos, que tinham mais do que o ensino primário. As cuidadoras casadas dão conselhos bem orientados às crianças nas instituições de acolhimento, uma vez que a maioria delas tem boas experiências na criação de crianças, tanto nas instituições de acolhimento como nas suas casas.

5.3 Fontes de abastecimento de água em instituições de acolhimento de crianças e seus efeitos

As instituições de acolhimento de crianças 4 (38,1%) dependiam da água canalizada do ELDOWAS enquanto as restantes 6 (61,9)% de outras fontes de abastecimento de água. As instituições que utilizavam o ELDOWAS como única fonte de água registaram 27,3% de casos de diarreia. As que utilizavam água das ELDOWAS e dos furos protegidos tinham 31,3% de casos de doenças diarreicas, enquanto as instituições que utilizavam outras fontes de água para além das Eldowas e dos furos protegidos tinham 86,7% de casos de diarreia. O estudo reafirmou que as doenças diarreicas nas instituições de acolhimento de crianças se devem sobretudo à contaminação da água. "De acordo com a Agenda 21 do Programa de Ação das Nações Unidas da Conferência do Rio em 1992" (ONU, 1930), 80% de todas as doenças e mais de 1/3 das mortes nos países em desenvolvimento foram causadas pela utilização de água contaminada. O estudo concordava com (Yassiet *al.,* 2001), que afirmava que 10% do tempo produtivo de cada pessoa era sacrificado por doenças relacionadas com a água. Embora as pessoas que utilizaram água de outras fontes tenham tido problemas de diarreia, as que utilizaram água da chuva e de poços não protegidos tiveram maior incidência de diarreia, de acordo com este estudo. Na maior parte dos casos, a água é o principal fator que contribui para as elevadas incidências de doenças diarreicas, embora existam outros factores que contribuem para isso, de acordo com Rukunga (2001). O manuseamento da água desde a fonte até ao consumidor é um aspeto importante a ter em conta para evitar infecções.

Os resultados do Qui-quadrado indicaram que existia uma diferença significativa (x^2=12,589, df=2 e p=0,002) entre as fontes de água institucionais e as doenças diarreicas ($p<0,005$).

Um dos outros factores que contribuem para a diarreia é o manuseamento da água desde a fonte até ao ponto de utilização.

5.4 Condições de higiene e saneamento nas instituições de acolhimento de crianças

O investigador constatou que 90,1% das crianças em instituições de acolhimento eram limpas.

A análise de tabulação cruzada entre o género das crianças e o asseio (tomar banho frequentemente, escovar os dentes pelo menos diariamente, lavar a cara todas as manhãs) indicou que 97,1% das raparigas eram asseadas, em comparação com 86,5% dos rapazes. O investigador verificou que as crianças do sexo feminino observavam mais o asseio do que as do sexo masculino ($p<0,05$). Existe uma relação significativa entre a idade das crianças e o seu asseio. O investigador confirmou que o asseio das crianças melhorou com o aumento da sua idade cronológica. A análise da frequência com que as crianças mantinham os procedimentos de rotina de auto-higiene (lavar a cara, tomar banho, mudar a roupa e lavar a boca) indicou que 97,1% das crianças do sexo feminino estavam limpas, em comparação com 86,5% das crianças do sexo masculino. A diferença entre os procedimentos de auto-higiene dos géneros foi insignificante.

Existe uma relação entre a idade das crianças e o asseio. Houve uma relação significativa entre o género e o asseio, uma criança do sexo feminino manteve um padrão de asseio mais elevado do que uma criança do sexo masculino. O estudo concordou com (Eppes, 2011), que afirmou que as doenças associadas à falta de higiene são geralmente bem controladas. As crianças são as mais afectadas por estas doenças associadas à falta de higiene.

O investigador verificou que 154 (76%) crianças lavavam as mãos por rotina antes das refeições e depois de irem à casa de banho, ao contrário de 48 (24%) que não lavavam as mãos por rotina. Qualquer pessoa que leve a sério a manutenção de uma boa higiene deve levar a sério o estado das unhas, porque as unhas albergam germes que podem ser prejudiciais para a saúde (Ikechukwu, 2008).

Neste estudo, 130 (64,4%) crianças usaram sabão para lavar as mãos, em comparação com 72 (35,6%) crianças que usaram apenas água para lavar as mãos sem sabão. A relação entre o género e a utilização de sabão para lavar as mãos depois de ir à casa de banho mostrou que 84,1% (% de raparigas) utilizaram sabão para lavar as mãos depois de ir à casa de banho, em comparação com 54,1% de rapazes. A análise do qui-quadrado revelou uma relação significativa ($p<0,05$) entre a lavagem das mãos com sabão após a casa de banho por parte das crianças do sexo feminino e do sexo masculino. As crianças do sexo feminino usaram mais frequentemente sabão para lavar as mãos do que os seus colegas do sexo masculino, reduzindo assim as hipóteses de as raparigas contraírem doenças diarreicas do que os rapazes.

O investigador verificou que quanto maior a idade das crianças, maior a taxa de lavagem das mãos com sabão depois da casa de banho. Verificou-se uma utilização irregular de sabão por parte das crianças com menos de 10 anos de idade, situação que pode ter sido atribuída à falta de educação para a saúde das crianças nas instituições de acolhimento sobre a importância da lavagem das mãos com sabão após a ida à casa de banho, ou esta irregularidade pode ter sido causada pela tenra idade das crianças ou por negligência, devido ao esquecimento das crianças de não se lavarem rigorosamente com sabão após a ida à casa de banho. A análise do qui-quadrado sobre a relação entre o período de permanência da criança numa instituição e a utilização de sabão foi significativa ($p<0,05$). A análise do qui-quadrado mostrou que quanto mais tempo a criança fica numa instituição, maior é a tendência para a criança usar sabão para lavar as mãos depois de ir à casa de banho e antes de tomar as refeições.

A análise do qui-quadrado revelou que não existia uma relação significativa entre a lavagem das mãos com sabão e as doenças diarreicas, $p>0,074$. Assim, verificou-se uma redução da transmissão de doenças fecal-orais através da lavagem das mãos na maioria das instituições de acolhimento de crianças.

O investigador observou que a maioria das instituições de acolhimento de crianças não tinha fornecido papéis higiénicos para uso na casa de banho. Os papéis higiénicos podem reduzir a propagação da infeção das mãos para a boca quando utilizados corretamente.

5.5 Saúde nas instituições de acolhimento de crianças

O investigador constatou que a malária tinha a taxa de prevalência mais elevada de 39,18% de todas as doenças nas instituições de acolhimento de crianças, seguida das infecções do trato respiratório superior35,67%, das doenças diarreicas 23,97% e das infecções cutâneas 1,18%.

5.5.1 Prevalência do paludismo em instituições de acolhimento de crianças

A taxa de infeção por malária nas instituições de acolhimento de crianças de Uasin Gishu foi de 39,18%. Esta taxa está mais próxima da taxa de infeção por malária do Quénia Ocidental e da Região dos Lagos, cuja taxa de prevalência foi de 38% (Isura, 2013). A diferença entre a taxa de prevalência da malária na região ocidental e na região dos lagos e a taxa de infeção das instituições de acolhimento de crianças de Uasin Gishu foi de 1,18%. Esta diferença pode ter sido devida à dimensão da amostra utilizada na análise das variações da taxa de infeção das duas regiões, ou pode ter sido devida ao grau de imunidade funcional das infecções por Plasmodium *falciparum*, à resistência do vetor ao tipo de inseticida utilizado, à não utilização de redes tratadas com inseticida ou à não utilização de redes mosquiteiras.

O investigador descobriu que 97,1% das crianças das instituições de acolhimento de crianças com idades compreendidas entre os 6 e os 10 anos tinham contraído malária na altura do estudo, 81,3% das crianças entre os 11 e os 15 anos tinham contraído malária, 25,5% das crianças entre os 16 e os 20 anos tinham contraído malária e 33,3% das crianças com mais de 20 anos tinham contraído malária. Este estudo indicou uma diminuição da prevalência à medida que a idade das crianças aumentava, o que pode ter sido provavelmente devido ao desenvolvimento da imunidade, à utilização adequada de redes mosquiteiras após a aquisição de conhecimentos, ao aumento da idade ou à identificação precoce de infecções por paludismo e ao tratamento imediato, ao contrário do que acontece em idades mais jovens OMS, (2013). Neste estudo, o investigador verificou que a taxa de infeção entre homens e mulheres era de 50,5% e 19,3%, respetivamente. Esta grande diferença pode dever-se ao comportamento das crianças do sexo masculino, que é mais prejudicial para a sua saúde do que o das crianças do sexo feminino (Wingard, 1984). As crianças do sexo masculino são mais activas, malcriadas e destrutivas, sendo que a maioria delas se recusa deliberadamente a usar redes mosquiteiras e algumas fazem buracos nas redes mosquiteiras. Uma criança do sexo masculino raramente dorme cedo em comparação com uma rapariga e porque o mosquito vetor gosta de se alimentar ao ar livre, principalmente antes da utilização de mosquiteiros tratados com inseticida. Este fator contribui para a elevada incidência de infecções por malária, apesar da utilização de mosquiteiros tratados com inseticida.

A análise do qui-quadrado revelou que não havia uma relação significativa (p=0,002) entre o tempo que uma criança tinha ficado numa instituição e a infeção por malária. O investigador observou que as crianças que tinham permanecido mais tempo em instituições de cuidados infantis não tinham qualquer vantagem sobre as crianças recém-admitidas em termos de taxa de infeção por malária. As crianças cronologicamente jovens sofriam de infecções mais frequentes do que as crianças mais velhas devido a diferenças de imunidade ou devido à falta de utilização correta de redes mosquiteiras e à falta de educação sanitária adequada sobre a utilização correta de redes mosquiteiras. Uma comparação efectuada entre a utilização de redes mosquiteiras e a infeção por paludismo através da análise do qui-quadrado revelou que existia uma relação significativa (x^2=5,218, df=1 e p=0,022) entre a utilização de redes mosquiteiras e a prevalência do paludismo.

O investigador verificou que 121 (67,2%) crianças que dormiram debaixo de redes mosquiteiras foram infectadas com malária e 59 (32,8%) que dormiram debaixo de redes mosquiteiras não foram infectadas. As redes mosquiteiras são dispositivos utilizados pelos seres humanos para se cobrirem, a fim de reduzir as probabilidades de serem picados por mosquitos e evitar a infeção por malária, mas o facto de muitas crianças terem utilizado redes mosquiteiras e um grande número delas ter sido infetado significa que deve ter havido um problema na utilização das redes mosquiteiras. A elevada taxa de infeção por malária observada pode ter sido causada pelo facto de as crianças não estarem a utilizar bem as redes mosquiteiras ou devido ao baixo nível de imunidade das crianças.

5.5.2 Infecções do trato respiratório superior

A análise de tabulação cruzada revelou que não havia relação entre a duração da estadia da criança numa instituição de acolhimento e a tosse com dor de garganta.

O hábito de partilha de lenços entre as crianças era uma prática comum nas instituições de acolhimento. O estudo concluiu que, das 49 crianças que partilhavam lenços, 45 (91,8%) tinham desenvolvido tosse com dor de garganta. Os resultados mostraram que 25,6% das crianças do sexo masculino partilhavam lenços entre si, em comparação com 21,7% das crianças do sexo feminino. A associação entre o género e a partilha de lenços não é significativa, uma vez que p>0,05. Os resultados do qui-quadrado mostraram que a relação entre a partilha de lenços entre as crianças e a tosse com dor de garganta não é significativa (x^2=0,117, df=1 e p=0,732), uma vez que o valor calculado foi superior ao valor da tabela (x^2=3,841) a um nível de confiança de 95%. Embora se tenha deduzido que a partilha de lenços poderia estar associada à transmissão da constipação comum. As infecções do trato respiratório eram doenças transmitidas por via aérea ou através de quaisquer outros métodos, como contactos físicos diretos entre pessoas, gotículas de tosse e espirros ou contactos com serviços e objectos (Tansey, 2009).

5.5.3 Doenças de pele em instituições de acolhimento de crianças

Verificou-se que as doenças de pele eram mais elevadas (50,5%) nos rapazes do que nas raparigas (19,3%). O cálculo do qui-quadrado mostrou que havia uma relação significativa entre o género (x^2=8,768 df=1 e p=0,003) e a prevalência de doenças de pele. O estudo estabeleceu que as doenças de pele eram mais prevalentes nas crianças do sexo masculino do que nas do sexo feminino devido à disparidade de limpeza entre elas. As infecções cutâneas, que são comuns, são feridas, infecções por estafilococos ou micose (Wingard, 1984). Estas doenças são comuns nas crianças do sexo masculino, que fazem frequentemente a barba em barbearias onde alguns deles não limpam as máquinas de barbear, os pentes ou os arranhões com anti-sépticos depois de barbearem um cliente infetado. A falta de higiene por parte dos barbeiros pode ser o principal fator que contribui para a transmissão cruzada de micose entre rapazes pré-púberes (Hees, 2001). As infecções cutâneas por estafilococos podem ser evitadas utilizando lâminas de barbear descartáveis limpas ou limpando a máquina de barbear eléctrica após cada utilização (Eppes, 2011).

Verificou-se uma relação significativa entre a idade das crianças (x^2=13,787, df=3 e p=0,003) e as doenças de pele. À medida que a idade das crianças aumenta, a taxa de lesões e infecções cutâneas diminui. Não houve relação entre o tempo que a criança esteve numa instituição e as infecções por doenças de pele. A análise do qui-quadrado sobre a duração da estadia da criança numa instituição e as doenças de pele não foi significativa ($p>0,05$).

5.5.4 Medidas de segurança nas instituições de acolhimento de crianças

Este estudo procurou determinar quais as medidas de segurança existentes nas instituições de acolhimento de crianças, nomeadamente as instalações utilizadas em caso de emergência e as medidas de prevenção de acidentes das crianças nas instituições. Para atingir este objetivo, foram observadas as infra-estruturas de 10 instituições de acolhimento e entrevistadas 202 crianças. O investigador constatou que 193 (95,5%) crianças das instituições de acolhimento não tinham conhecimento dos exercícios de segurança contra incêndios, exceto 9 (4,5%) crianças.

Os resultados de vários estudos diferem dos resultados dos investigadores. Estudos realizados nos EUA mostraram que todas as escolas têm de ter um sistema de aspersão e portas de saída de emergência bem sinalizadas e posicionadas. Os relatórios creditam que os exercícios de incêndio são os factores que mais contribuem para a segurança das crianças nas escolas dos EUA (Topical report fire series, 2011).

De acordo com Olukya (2008), no Quénia e no Uganda, vários incidentes de incêndio ocorreram no Quénia e nos seus arredores, como por exemplo no dormitório da escola primária de Buddo, no Uganda, que ardeu porque todas as portas de saída estavam trancadas com cadeado, o que resultou na perda de dezanove raparigas de apenas doze anos e dois adultos. No Quénia, na escola secundária secundária de Kyanguli, em Machakos,59 os rapazes foram mortos pelo fogo em 26 de março de 2001, porque as portas estavam trancadas a cadeado e todas as janelas tinham grelhas e, na escola secundária feminina de Bombolulu, o fogo matou 25 estudantes em 1998, porque as portas estavam trancadas a cadeado e as janelas tinham grelhas. Todas estas mortes não teriam acontecido se as precauções de segurança e de emergência tivessem sido tomadas antecipadamente.

O investigador observou que apenas 1/10 das instituições de acolhimento de crianças tinham uma porta de saída de emergência com um sinal de fuga escrito "saída de incêndio" no topo da porta. O investigador observou que as portas de emergência estavam trancadas e as chaves colocadas numa posição aberta e facilmente acessível ao lado da porta, onde todos podiam aceder facilmente às chaves em caso de emergência. As restantes 8/10 instituições de acolhimento dispunham de dispositivos de emergência como pequenas janelas que funcionavam como "saídas de emergência". Estas disposições não eram de grande ajuda para as crianças em caso de incêndio nos edifícios da instituição, porque algumas das janelas improvisadas são demasiado pequenas, minúsculas e algures muito altas para que as crianças baixas e gordas se possam espremer através delas em caso de emergência de incêndio. Um 1/10 da instituição não tinha qualquer disposição de saída. O investigador apercebeu-se de que as capacidades de sensibilização das crianças para a fuga e as medidas de sensibilização para a segurança nas instituições de acolhimento eram baixas, uma situação que sujeita as COV a sofrerem contusões, ferimentos ou, por vezes, à morte em caso de incêndio (Olukya, 2008). A regressão logística binária não mostrou uma relação significativa ($p>0,05$) entre o perfil demográfico das crianças (género, período de permanência numa instituição de acolhimento e idade da criança) e a sensibilização para a segurança. Não houve uma relação significativa entre o perfil demográfico das crianças e a consciência de segurança nas instituições de acolhimento. O investigador verificou que 80% (n-8) das instituições de acolhimento tinham "saídas de incêndio", mesmo que não fossem portas de saída propriamente ditas, mas que estavam disponíveis para a segurança das COV enquanto estavam nas ICC.

As conclusões de 30 (71,4%) informadores-chave revelaram que as lesões causadas pelos equipamentos de jogo nas instituições de acolhimento de crianças eram elevadas. As lesões causadas pelos equipamentos de jogo foram atribuídas à falta de sensibilização das crianças para a utilização dos equipamentos de jogo e à falta de suavidade dos equipamentos de jogo utilizados.

Esta anomalia (falta de sensibilização), associada a instalações inadequadas e a uma supervisão pouco informada da mão de obra, pode ter contribuído para as lesões dos tecidos moles e os hematomas nas crianças que se verificaram nas instituições de acolhimento de crianças .

O estudo concluiu que 30% das instituições tinham fornecido às crianças equipamentos de jogo bem conservados, 30% das instituições tinham agrupado as crianças em grupos etários à medida que brincavam, fornecendo-lhes um supervisor adulto próximo. Estas medidas permitiram controlar consideravelmente os hematomas e as lesões dos tecidos moles nas instituições de acolhimento de crianças. Para além de qualquer insegurança pessoal das crianças nas instituições de acolhimento, a sua insegurança pode emanar de instalações e infra-estruturas de jogo inadequadas. A insegurança das crianças nas instituições de acolhimento inclui dormitórios mal construídos sem portas de saída de emergência, ausência de sinais de saída de emergência que indiquem às crianças o caminho a seguir em caso de incêndio no edifício, ausência de alarmes de segurança para alertar as crianças em caso de emergência no edifício ou na instituição, ausência de pontos de reunião para os habitantes de uma infraestrutura em caso de incêndio. O estudo revelou que duas instituições não dispunham de extintores de incêndio. Algumas instituições não dispunham de portões com guardas de segurança para verificar quem entra ou sai da instituição. A maior parte das instituições de acolhimento de crianças tinha campos de jogos pobres, com equipamentos de jogo em mau estado de conservação.

A observação revelou que a maioria das instituições de acolhimento de crianças não dispunha das seguintes instalações: portas de saída de emergência adequadas, sinais de saída de emergência e instalações de combate a incêndios, tais como bocas de água, extintores de incêndio em algumas instituições e laboratórios médicos, entre outras instalações. O estudo revelou que as instituições de acolhimento de crianças apresentavam uma elevada incidência de doenças e uma higiene e saneamento deficientes.

CAPÍTULO 6

CONCLUSÕES E RECOMENDAÇÕES

6.0 Introdução

Este capítulo apresenta conclusões, recomendações e sugestões para futuras investigações sobre os factores de saúde ambiental que afectam as crianças nas instituições de acolhimento de crianças no Condado de Uasin Gishu. O investigador pretendia avançar na compreensão dos factores que afectam as crianças órfãs e vulneráveis nas instituições de acolhimento de crianças no Condado. O estudo também pretendia dar a conhecer às partes interessadas e aos benfeitores os problemas de saúde ambiental nas instituições de acolhimento de crianças na região de Uasin Gishu e as medidas de atenuação.

6.1 Conclusão

6.1.1 Condições de higiene e saneamento das instituições de acolhimento de crianças

Os investigadores constataram que mais de 90% das crianças nas instituições de acolhimento estavam limpas; o estado de limpeza das crianças nas ICC variava em função da idade e do sexo, sendo que uma criança do sexo feminino estava mais limpa do que uma do sexo masculino. A investigadora constatou que a maior parte das instituições de acolhimento de crianças no condado de Uasin Gishu não dispunha de água corrente e sabão para lavar as mãos depois da casa de banho, sendo que as raparigas usavam mais sabão do que os rapazes. A investigadora observou que não eram fornecidos papéis de seda nas casas de banho das crianças. As crianças com menos de 10 anos utilizavam sabão de forma irregular, o que pode dever-se à falta de educação para a saúde sobre a utilização de sabão depois da casa de banho nas instituições de acolhimento de crianças.

6.1.2 Problemas de saúde comuns em instituições de acolhimento de crianças

A malária, as infecções do trato respiratório superior, a diarreia e as doenças de pele foram as doenças mais prevalecentes nas instituições de acolhimento de crianças do condado de Uasin Gishu.

O estudo revelou que sessenta e sete crianças em instituições de cuidados infantis tinham sofrido de infecções de malária. A doença afectava as crianças pequenas em comparação com as crianças mais velhas. As crianças do sexo masculino são mais afectadas do que as do sexo feminino, numa proporção de 50,5% para 19,3% (Etusiam, 2013). O período de permanência de uma criança numa instituição não tem qualquer significado para a taxa de infeção por malária. O investigador descobriu que as crianças que recebiam redes mosquiteiras tinham as mesmas probabilidades de contrair malária do que as que não recebiam redes. Mais de cinquenta por cento das instituições de acolhimento de crianças tinham mosquiteiros para as suas crianças; 180/202 (90,9%) crianças usavam mosquiteiros. Das 180 crianças que usavam mosquiteiros, mais de metade estava infetada com malária, o que indica que havia um problema na utilização de mosquiteiros ou um nível reduzido de imunidade das crianças nas instituições em estudo.

As doenças de pele eram mais prevalentes nas crianças mais novas do que nas mais velhas, com as lombrigas, as contusões e as lesões dos tecidos moles a afectarem mais as crianças mais novas. Uma educação sanitária adequada sobre métodos de prevenção de infecções cutâneas poderia resolver a situação.

6.1.3 Medidas de segurança nas instituições de acolhimento de crianças

A fim de garantir a segurança nas instituições de acolhimento de crianças, foram observadas as infra-estruturas e os equipamentos dos campos de jogos de 10 instituições de acolhimento de crianças e entrevistadas 202 crianças. O investigador constatou que 95,5% das crianças não tinham conhecimento dos exercícios de segurança contra incêndios. Verificou-se que apenas 1/10 instituições de acolhimento dispunham de uma porta de "saída de incêndio", enquanto 8/10 (80%) instituições dispunham de disposições de "saída de incêndio" que eram pequenas janelas minúsculas utilizadas como portas de emergência, disposições que dificilmente poderiam ser utilizadas pelas crianças de forma eficaz em caso de emergência. A maior parte das instituições de acolhimento 8/10 (80%) não dispunham de sinalização de "saída de incêndio" nas paredes para indicar as direcções de saída do edifício em caso de emergência.

Oitenta por cento das instituições de acolhimento não dispunham de alarmes de segurança para alertar as COV numa situação de emergência. As instituições de acolhimento de crianças (80%) 8/10 tinham janelas improvisadas como portas de saída de emergência que não tinham sinalização de "saída de incêndio" para indicar a direção da janela de saída em caso de emergência.

Sessenta por cento (6/10) das instituições tinham equipamentos de campo de jogos cujas arestas não estavam bem alisadas, os pontos de rotação dos baloiços não estavam bem lubrificados, alguns destes equipamentos estavam mal fixados e outros foram improvisados pelas próprias crianças; todos estes factores contribuíram para contusões e lesões dos tecidos moles das crianças enquanto brincavam nos campos das instituições de acolhimento.

6.2 Contribuição do estudo

Os resultados deste estudo fornecerão informações de base sobre os factores de saúde ambiental que afectam os órfãos e as crianças vulneráveis nas instituições de acolhimento de crianças no distrito de Uasin Gishu.

Os resultados do estudo fornecem novas informações que podem ser úteis para rever e atualizar os sistemas de gestão utilizados nas instituições de acolhimento de crianças, de modo a reduzir os factores de saúde ambiental que afectam os órfãos e as crianças vulneráveis nas instituições de acolhimento de crianças.

As informações deste estudo podem ser úteis para os Ministérios do Género, da Criança e do Desenvolvimento Social (departamento da Criança) e da Saúde Pública e Saneamento, de modo a compreender os problemas de saúde que as COV encontram nas instituições de acolhimento de crianças e a forma de resolver a situação.

As conclusões deste estudo, se forem bem abordadas, melhorarão o nível de vida das crianças órfãs e vulneráveis nas instituições de acolhimento, de modo a serem como qualquer outra criança cuidada pelos seus pais.

6.3 Recomendações

1) . Este estudo recomenda que se incentive a educação sanitária sobre a lavagem das mãos e a disponibilização de papel higiénico, sabão e água corrente para lavar as mãos depois de ir à casa de banho.

2) . Este estudo recomenda uma educação sanitária regular sobre a forma de prevenir a propagação de infecções orais fecais.

3) . Este estudo recomenda que todas as instituições sejam dotadas de portas de "saída de emergência" para segurança das crianças em caso de incêndio e que as crianças sejam ensinadas sobre medidas de segurança em caso de incêndio.

4) . Um estudo deste tipo deveria ser realizado noutros condados para determinar a extensão dos problemas de saúde ambiental que estes condados enfrentam.

6.4 Recomendações para investigação futura

- O estudo foi realizado num município, devendo ser realizado um estudo mais aprofundado numa área mais vasta para determinar as possíveis causas dos factores ambientais que afectam as COV nas instituições de acolhimento de crianças.
- Recomenda-se um estudo sobre os efeitos dos factores ambientais nas

crianças dos internatos primários.

- Devem ser efectuados regularmente inquéritos de acompanhamento e avaliação das condições ambientais nas instituições de acolhimento de crianças.
- Recomenda-se a realização de um estudo sobre a pertinência da prestação de cuidados a COV em instituições de acolhimento de crianças.
- Recomenda-se a realização de um estudo de acompanhamento e avaliação da segurança das crianças nas instituições de acolhimento.

REFERÊNCIAS

Amisi, O. (2006). Quão seguras são as nossas escolas? Recomendação da comissão do Bispo Imathui sobre o inferno da escola. *The East African Standard*, 11 de dezembro.

Andargie, G., Kassu, A., Moges, F., Tiruneh, M. &Huruy, K.(2008). Prevalência de Bactérias e Parasitas Intestinais entre os manipuladores de alimentos na cidade de Gondar, Noroeste da Etiópia.*Journal of Health Population and Nutrition*, US National Library of Medicine).

Asare, E &Mensah, E, (2008).*Voluntário na Rede África Salva a Terra, Cantonments, Accra Gana.*África Ocidental www.volunteeringinafrica.org.Cited em 6 de outubro de 2011.

Asma,S.(2012).*Kashmir life, orphanage business.* kashmirlife.net/the-orphanage-business/india.

Ayaya, O. &Esamai, O. (2001).Problemas de saúde das crianças de rua em Eldoret. Departamento de Saúde Infantil e Pediatria, Faculdade de Ciências da Saúde, Universidade de Moi, Eldoret, Quénia. *East Africa Med J.* 2001 Dec; 78(12):624-9. Acedido em 19 de julho de 2011.

Ayieko, M. A. (1998). *From single parents to child-headed households, A case study of children orphaned by Aids in Kisumu and Siaya districts*. Documento de estudo nº 7.

Ayuku, D.O. (2004). *Crianças de rua, a sua saúde social, física e mental Estudo de campo comparativo intensivo em Eldoret, Quénia*. Doutoramento. Dissertação da Universidade de Maastricht, Países Baixos.

Beck, M. (2009).Fighting diseases with soap and water.*The Wall Street Journal-online*, wsj, com/article.Acedido em 10/2/2011.

Bob, K.(2010). *"The Journey" Milestone Monday Feature- Georgemuller'*

Orphanage in Bristol, the house that faith builds cared for thousands (http://kirchmanassociate'sblogspot.com/2010/1).Acces sed em 12, outubro (2011).

Bob, D. (2004). "Encyclopedia of Children and Childhood in History and Society", Reference Reviews, Vol. 18 Iss: 5, pp.13 - 14

Borg, L.(2013).Orfanatos nos Estados Unidos após a guerra civil. *Escritor da equipa do jornal* http://www.ppsri.org/blog/views/1/105/2013.

Carolyn, W. (2003).*Amnistia Internacional sobre as crianças romenas-Ne opportunities for Romania's Orphaned Children*. Acedido em 10 de março de 2012. Disponível em: www.noroc.org.

Charrete, S.(2010). *A relação entre a saúde ambiental e a saúde humana*.http://voices.yahoo.com/the-link- between-environmental-health-human-health- 5942524.html?cat=5

Lei da Criança. (Cap. 586, Secção 58). (2001). *Leis do Quénia*. Nairobi: Imprensa do Governo.

Cullen, J., (2013). Pharngittis.Universidade de MarylandGreenbaum. Disponível em

www.umm.edu/doctors/articles/phangittis.co/29htm

Csaky, C. (2009). *Keeping Children Out of Harmful Institutions*. Save the Children U.K. 1st St John's Lane London ECIM 4AR UK.

Davidson, B. (2011). *Cuidados com os órfãos no desenvolvimento comunitário; Grupo de Serviço Internacional Humanitário* (http://hist.org/initiatives/orphan-care/summe.

Recuperado em 23 de agosto de 2011.

Debbie, H., Budlender, M., & Sonja, G. (2003).*Children 'in need of care 'or' in* *need of cash?Questioning social security provisions for orphans in the context of the South African AIDS pandemic.*Paper presented at Children's Institute and the Centre for Atuarial Research, University of Cape Town (December 2003). Disponível em http://www.sarpn.org/documents. Recuperado em 14 de maio de 2011.

Diemert, D. (2009). *Uma melhor compreensão dos factores que afectam a transmissão nas terras altas é crucial para melhorar as estratégias bem direcionadas de controlo da malária.* Sabin Vaccine Institute, Estados Unidos da América- http://www/plosone.org. (outubro, 2009).

Encyclopaedia Children and Childhood (2011). *http://wwwfags.org/childhood /Me/Pe/orphan).*

Obtido em 16/10/2011.

Eppes,C.(2011).Staphylococcus-Areus-Skin-Infection, http://kidshealth.org/Search01.jsp?SearchSection=-

Enciclopédia da Criança e da Infância na História e na

Sociedade: *Me-Pa, Orfanatos*

http://wwwfags.org/childhood/Me-Pa/orphan. Recuperado em 19 de maio de 2012.

Etusim,P.et,al.,(2013).Journal of Medical and Applied Biosciences,Volume 5,Number 1, 56Estudos sobre a prevalência do parasita da malária entre crianças com esplenomegalia na metrópole de Aba, Estado de Abia, Nigéria.Eppes,C.,(2011).Infecções bacterianas e virais da pele Infecções por estafilococos *http://kidshealth.org/parent/infections/bacterial_viral/staphylococcus.html#*

Falkenman, M. (1980).*Rural water supply and health, the need for a new strategy.*Uppsala, Suécia: Grafiska, Motala.

Flintoff, F.(1976). Gestão de resíduos sólidos nos países em desenvolvimento. OMS: Publicações regionais, *Escritório Regional para o Sudeste Asiático, Série No.1* (1ª Edição).

Foundling Hospitals, (2011).*Founding Hospitals across the World*.http://www.1902encyclopedia.com/F/FOU/found ling-hospitals.html.Citado em 14/12/2011.

Franklin, H. (2005). *Environmental health (Saúde ambiental).* São Francisco: Needham Heights.

Gavin,L.(2011).*Why is hand washing in kids so important*.Kids health (http://Kidshealth.org/parent/general/sick. acedido em 14/12/2011.

Geoffrey, G. W. (1974). Kenya Gazette, Vol. LXXVI, No. 7; 8 de fevereiro de 1974.

Gillet, J. (2005). *Group verses individual decision-making in social and inter-temporaldilemmas* (j.gillet@uva.nl).http://www/cirano/ee/ESA2005/papers /Gillet.Citado em 11 de outubro de 2011.

Gitari, J., Bundi, P., Muturi, H. (2006*). Impact of road transport on air quality in Kenya; Roadside survey in the cities of Mombasa and Nairobi*.International Aerosol Conference, St Paul Minnesota, USA.http://www.unep.org/transport/pcfv/PDF/gataripre sentation.pdfRetrieved on 10, Oct 2011.

Govella, J., Okumu, O., Killen, F., (2010).*Insecticide-Treated Nets Can Reduce Malaria Transmission by Mosquitoes Which Feed Outdoors*.American Journal of Tropical Medicine and Hygiene.Cited: 14/2/2014.

Hanigan, G., (2005).*Better health channel, o principal* sítio Web *australiano sobre saúde, medicina e estilo de vida.* http://www.betterhealthvic.gov.au/.Cited em 10 de setembro de 2010.

Hees, Van, C., (2001). Departamento de dermatologia, Reiner de GraafGroep,locatieDiaconessenhuisVoorburg, Fonteynenburghlaan 5,2275 CX voorburg.Netherlands. Citado em 12/5/13.

Ikechukwu, (2008).*Personal hygiene and your health*.http://EzineArticles.com/1311630. Citado em 24/10/12.

Isura, C. (2013). *Taxa de prevalência da malária na Região Ocidental e na Região dos Lagos*.http://westfm.co.ke/index.php?page=news&bid =5197

ITN (WHO, 2012). *Centros de Controlo e Prevenção de Doenças CDC,*24/;http://www.cdc.gov/malaria,worldwide/reduct ion/itn.html

Universidade Johns Hopkins, 615N. Wolfe, Street, Baltimore, MD21205, 2011. *Disponível em http://www. jhsph.ed/refuee/publications.*(Obtido em 12/10/11).

Kander, J. (2011). *Benefícios dos papéis higiénicos-benefitof*.net.Citado em 23/9/2012.

Lei do Quénia, (2002). *Lei sobre Alimentos, Drogas e Substâncias Químicas, Cap. 254.* Nairobi: Impressoras do Governo.

Serviço Nacional de Estatística do Quénia, ICF Macro (2010). *Inquérito Demográfico e de Saúde no Quénia*, 2008-09. Nairobi: Impressoras do Governo.

Kim, K., (2011). Haiti permanently shuts down orphanage amid negligence, trafficking charges, *Daily-mail*, October 21, 2011, www.globalpost.com Acesso em 14 de março de 2012.

Kimani, G. (2005). *Poluição ambiental e impactos na saúde pública; implicações do local de despejo municipal de Dandora em Nairobi*. Unidade Ambiental Urbana do Quénia Disponível em *htttp://www.unep.org/urban.enviroment/pdfs/ dandorawastedump-reports-*

summary (Recuperado em 12 de outubro de 2011).

Klimes, R., (2009). *Higiene das mãos para profissionais de saúde.*Folsom Colégio do Lago Folsom

CA,http://www.cdc.gov/mmwr/preview/mmwrhtml/rr5 116a1.htm. Recuperado. 12/10/20.

Koren, H e Bisesi, M. (1991).*Handbook of Environmental Health and Safety: Principles and Practices.* Michigan: Lewis. Wood, L (2011).

Kostelnik, M.,*et al.* (1993).*Developmentally Appropriate Programs in Early Childhood Education.*New York: Merrill, http://search.incredibar.com/search.php.

Krebs, J., (2001). *Food Standards Agency; Dirty hands 'envenena milhares'* BBC UK, news bbc.news.co.uk//2/hi/health.

Lee, J. (2003*). The Attachment System throughout the Life Course: Review and Criticisms of Attachment Theory.* Rochester Institute of Technology http:www/rit.edu/.

Marten, G. (2001).*Human Ecology.* Londres: Earth scan.

McMahon, B., & Pugh, T. (1970).*Principles of Epidemiology.*9th Ed. Little, Brown and Company, Boston.

Mienert, K., M, Smith. (2010).*Diferença de género entre estilos de vida de rapazes e raparigas.*http://www.pampers.co.za

Moktader,M., (2008).*Infecções cutâneas em crianças com menos de 15 anos de idade nas colónias de Sultanabad e Hijrat, Karachi Paquistão.Faculdade de Medicina Osteopática, Universidade de Nova Inglaterra. Jornal online de Saúde da População: Citado em 24/6/2013.*

Morgan, R. (2011).*The benefits of hand washing, washing.* /#ixzz2D7rhyotp http://www.livestrong.com/article/353130-what-are-the- benefits-of-hand-

Mugenda, O, M., &Mugenda, A, G. (2003).*Métodos de Investigação: Quantitative and Qualitative Approaches.* Nairobi; ACTS: Centro Africano de Estudos Tecnológicos.

Muruka, C. (2007). Diretrizes para a gestão da saúde ambiental em lares de crianças na África Subsariana Obtido em 19 de abril,2009 de

http://www.ijerph.org. (Aceite para publicação em 2007) Nyanam, J. (2009). Actividades do Lar de Crianças Mama Ngina em Mugoya, Estate South-C *http:* www.home.green-life.cited em 1/12/2011.

Musiime, L. (2012).*Winning the battle against Malaria, Ministério da Saúde Pública e Saneamento em parceria com a Iniciativa do Presidente dos EUA contra a Malária.*USAID/Quénia.

Nordberg, E. (1999). *The host, agent, environment triad, Communicable diseases manual for health workers in sub Sub-Saharan Africa.*3rd Ed. Amref.

North American Council on adoptable children (NACAC) (2010).Orphanages *Policy in America.*http://www.nacac.org/policy/orphanages.html. Citado em 12 de junho de 2010.

Ntozi, J.P.M. e Mukiza-Gapere, J (1995). Care for AIDS orphans in Uganda. Health Rules of Tennessee Department of health board for licensing health care facilities. Chapter 1200-08-02, standards for prescribed childcare centresTransition *Review*, Supplement to Volume 5, 1995, 245-252.

Olukya, (2008).*Segurança contra incêndios em escolas e dormitórios.*www.safetyissues.com/ category/ school safety.Cited on 10th May, 2011.

Parke, R. S. (2001). *Effects of Parental Incarceration and Reentry on Children, Families and Communities (Efeitos do encarceramento dos pais e da reintegração nas crianças, famílias e comunidades).*

Pegg, D. (2012). *Importância da escovagem dos dentes-list.*25.com/25-razões.Acedido em 12/8/2012.

Prabhat, J. Suraweera, W.Shet, A, Kumar, R.Morris, S.Diego G. Bassani, D. Awasthi, S (2011).*Diarreia, Pneumonia e Mortalidade por Doenças Infecciosas em Crianças dos 5 aos 14 anos de idade em*

Índiahttp://mystart.incredibar.com/mb203?a=6R8ThxX Wgk&search=&i=26

Prüss-Üstün, A, Neira, M, Corvalan, C. (2010). *Departamento de Saúde Pública e Ambiente - Prevenir as doenças através de ambientes saudáveis: para uma estimativa da carga ambiental das doenças, questões e desafios* - Entrevistas *de rádio*; http://www/who/ quantifying/pul (Retrieved on 9, Oct 2011).

Lei da Saúde Pública (2007). *Lei da Segurança e Saúde no Trabalho do Quénia.* Nairobi, Imprensa do Governo.

Rebbeka, K. (2009). Sistemas de prestação de cuidados a órfãos em países em desenvolvimento*: Undergraduate Research Journal for human sciences*, Vol-8.

Relfe, S. (2008).*Saúde perfeita, a revolução nos cuidados de saúde naturais - mude a sua casa de banho para poder curar a obstipação e muitos outros problemas de saúde problemas de saúde,*

http://www/relfe.com/toiletseatconstipation. Recuperado em 12 de outubro de 2011.

República do Quénia (1996). Documento de sessão: *Conselho Nacional da População e do Desenvolvimento, Quénia.* Nairobi: Impressoras do Governo.

República do Quénia (2001)*: Lei da Criança, 2001: N.º 8 de 2001*; Edição revista de 2007; Conselho Nacional para a Informação Jurídica

Robin, S (2011). *Doenças propagadas por não lavar as*

mãos.http://www.livestrong.com/ article/90832- diseases-spread-not-washing-hands/#ixzz2D7qqGM9K

Rogge, J. (1993).*Causes and background to displacement in Kenya. Internal displacement monitoring centre*.Retrieved:http://www.internal-isplacement.org/idmc.

Rukunga, G. (2001). *Saúde ambiental para a África Oriental.* Nairobi, A m r e f.

Rusnak, M., Somers, T., & Harvey M.,(2011). Sitting of Child Care Facilities.*Public Health Reports, Supplements1 volume* 126, 34-40.

Saghir, H (2010). *Saneamento e abastecimento de água, rede de desenvolvimento sustentável*. Banco Mundial.junho, 2009 Edição.

Sameul, (2012).*What causes diarrhea*.www.streetdirectory.com

Shollei, B.G. (2008). A Summary of the Waki Report on the Commission of Enquiry into Post-Election Violence.*Journal on Election Violence in 2007-2008,* pp. 4-8.

Smart, R. (2003). *Políticas para órfãos e crianças vulneráveis;*

Futures Group International http://w.w.w.policyproject.com.Retrieved em 4.10.2011.

Smith, S (2002): *Água, Saneamento e Saúde,* Banco Mundial e Organização Mundial de Saúde OMS/WSH WWD/TA.8

Gabinete de Estatística (2001).*Plano de Desenvolvimento do Distrito de UasinGishu*. Nairobi: Imprensa do Governo.

Stauffer, B. &Spuhler, D. (1992).Sustainable sanitation and water management toolbox-an integrative tool for capacity development on the local level.

Steinshouer, J. (2011).*Orphanage Conditions in Texas*.http://www.ehow.com/ info-8720649-Orphanage in conditions-Texas.Citado em 12/10/2011.

Tansey, S.(2009). *Hygiene in childcare (Higiene nos cuidados infantis*). National Childcare Accreditation Council inc.Level 3,418a,Elizabeth,St;Surry Hills NSW 2010.

Tayfun, K., Muharrem, U, Ercan, G, Selim, K., & Omer, A. (2006). Avaliação dos exames iniciais e periódicos dos manipuladores de alimentos em instalações militares.*Food ControlVol*, 17 Issues 3, 165-170

The Sphere Project (2004)*: Carta humanitária e normas mínimas de resposta a catástrofes*. Genebra, Suíça.

UNICEF.(2013).Hygiene and Sanitation *AmmajiHain channelIndia*, www.healthphone ammaji /hygiene- sanitation.

U.S Department of Homeland Security.U.S Fire Administration National Fire Data Center, Emmitsburg, Maryland 21727www.usfa.fema.gov/statistcs.Topical fire report series volume 12, Issue 9, August 2011.

Primeiro relatório anual ao Congresso do Conselheiro Especial do Governo dos EUA para os Órfãos e as Crianças Vulneráveis (2007). *Crianças altamente vulneráveis: causas, consequências e acções* http://pdf.usaid.gov/pdf_docs/PDACK 053.pc. Citado em 4/2/2012.

OMS, (2013).*Maláriawww.who.int/mediacentre/factsheets/ ... /pt.*

OMS, (2002). *As doenças relacionadas com a poluição matam milhões de crianças por ano.* Relatório da ONU divulgado na conferência das crianças, Genebra. http://int.who.hartlg.Cited em 23/8/2011.

Wainaina, E.(2012). *Orfanato encerrado, crianças transferidas*, http://www.standard.co.ke/articleID: Acedido em 12/10/2012

Wayne ,A. (2011). *Limpeza e higiene pessoal.*Fotolia.com .www.livestrong.com/articles

Wesonga, L,(1985). *Plano de Desenvolvimento do Distrito de UasinGishu,*

Wedro, C.(2009).*Upper respiratory tract infections*.Michigan State C

Wikipedia.(2011).*Críticas e desafios do Quénia*.http://en.wikipedia. org/wiki/Kenya#. Recuperado em 25.9.2011.

Wikipedia.(2012).*O número de orfanatos no Quénia*. http://en.wikipedia. Org/wiki/ Orphanage.Citado em 24 de outubro de 2011.

Wingard,D. (1984).*Diferencial de sexo na morbilidade, mortalidade e estilo de vida departamento de medicina comunitária e familiar*.Faculdade de Medicina Universidade da Califórnia, San Diego, Califórnia, 92093.

Woldehanna,S., Reithinger, R., Baume. (2009).*Factores associados à utilização e não utilização de redes mosquiteiras nos Estados Regionais de Oromia e Amhara, Etiópia*.Aed, 1825 Connecticut Avenue, NW, Washington, DC, EUA.

Banco Mundial (2011). *O ambiente influencia a forma como as pessoas vivem e como as sociedades se desenvolvem. Washington*: World Bank*http://youthink.worldbank.org/issues/environment.* Acedido em 14/12/2011.

Instituto de Recursos Mundiais (1997). *Linking environment and health needs; An Introductionhttp://www.wri.org/publication/content/825* 7Retrieved on July 23, 2011

Yassi, A. Kjellostrom, T., Theo de Kok, & Guindotti (2001). *Basic Environmental Health*. New York: Oxford University Press.

Zimmerman, B. (2005).*A comparison of orphanages and foster homes Orphans living situations in* Malawi.http://www.basimm@stanford.ed.Retrieved a 2 de julho de 2009.

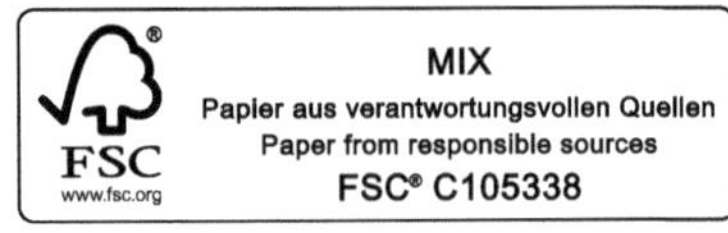

Printed by Books on Demand GmbH, Norderstedt / Germany